阅读成就思想……

Read to Achieve

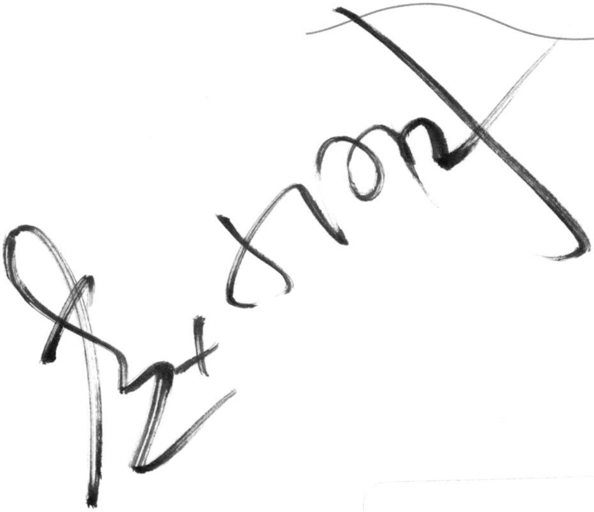

极简应用心理学系列

Better Sleep, Better You

How to Get a Good Night's Sleep for a Better Life

秒睡

随时随地睡的幸福方法

赵小明◎著

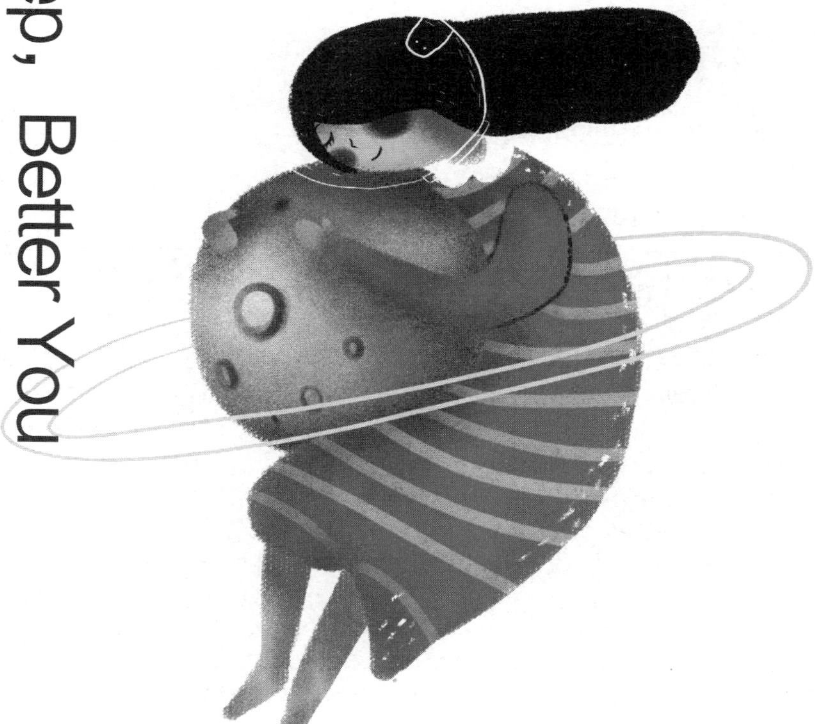

中国人民大学出版社

·北京·

图书在版编目（CIP）数据

秒睡 ：随时随地睡的幸福方法 / 赵小明著. -- 北京 ：中国人民大学出版社，2022.1
ISBN 978-7-300-30092-4

Ⅰ. ①秒… Ⅱ. ①赵… Ⅲ. ①睡眠—基本知识 Ⅳ. ①R338.63

中国版本图书馆CIP数据核字(2021)第259624号

秒睡：随时随地睡的幸福方法
赵小明　著
Miaoshui : Suishi Suidi Shui de Xingfu Fangfa

出版发行	中国人民大学出版社		
社　　址	北京中关村大街 31 号	**邮政编码**	100080
电　　话	010－62511242（总编室）		010－62511770（质管部）
	010－82501766（邮购部）		010－62514148（门市部）
	010－62515195（发行公司）		010－62515275（盗版举报）
网　　址	http：//www.crup.com.cn		
经　　销	新华书店		
印　　刷	天津中印联印务有限公司		
规　　格	148mm×210mm　32 开本	**版　次**	2022 年 1 月第 1 版
印　　张	5.625　插页 1	**印　次**	2022 年 12 月第 4 次印刷
字　　数	135 000	**定　价**	55.00 元

前言

睡眠是个技术活儿

有人说自己“除了在睡觉的时间睡不着，其他时间都特别困”。你是不是也和他一样？

睡眠是生命的必需品，人类把每天 1/3 的时间都用在睡眠上，所以说，睡得好才能活得好。然而，当下我国超 3 亿人存在睡眠障碍，其中超过 1/3 的人在晚上 11 点以后入睡，近 1/3 的人在凌晨 1 点以后入睡。好睡眠成了生命中的奢侈品。

随时随地睡需要训练

本书根据笔者开设的独家音乐助眠系列课整理而成，共分为九章，除了涉及睡眠相关基础知识的章节，另有七章专门介绍了改善睡眠的训练方法。本书的目标是让你告别焦虑、失眠、精疲力竭的人生，从此拥有好睡眠！

不单是失眠患者，大概所有人都非常想拥有“随时随地睡”这项神奇的能力！因为一旦你能够不挑时间、不挑环境随时随地睡，也就意味着你将拥有旺盛的精力去迎接、面对任何挑战。假如你可以经常保持旺盛的精力，你的人生会不会不同？答案是肯定的！本书将改变你的心智、工作和生活。

很多人会在网上找各种各样的睡眠方法，购买、阅读各种各样的睡眠技巧书，学了一段时间之后，结果发现这些方法慢慢就无效了。这到底是为什么呢？这是因为我们对大脑的训练没有达到一定程度，只是单纯地使用了几个睡眠技巧，而不是真正地提高自己大脑的睡眠能力，因此这些睡眠技巧很快就会被大脑产生的新的防御机制抵消，从而变得无效了。所以，本书介绍了七种循序渐进的方法来帮助大家训练睡眠能力。你阅读这本书的过程，实际上就是在训练自己的睡眠能力。当你掌握很多套睡眠方法时，即使一两套方法被大脑的防御机制攻破了，你仍然可以运用其他方法来帮助自己不断战胜导致失眠的任何一种大脑机制。最终的目标是我们拥有的睡眠能力和掌握的睡眠技巧数倍于大脑防御的方法，相当于可以使用优势兵力来消灭敌人。

人的放松和睡眠分为三个阶段：第一个阶段是身体休息了，但大脑没有休息；第二个阶段是大脑中负责逻辑、思维、计算、语言的部分休息了，但负责想象的部分仍然在工作；第三个阶段是大脑的意识休息了，但潜意识处于工作状态。失眠问题的解决一般也相应地分为三个阶段，刚开始训练的时候，可以先从解决第一个阶段的失眠问题开始，然后慢慢过渡到解决第二、第三个阶段的问题。经过长期这样的训练，我们大脑的睡眠力慢慢就会被重新启动，然后恢复。

为什么说是"睡眠力的重新启动"呢？这是因为我们每个人天生就有很好的睡眠力。

一般来说，小孩是不存在入睡困难的。从生理层面上来说，年幼时期，大脑会分泌很多褪黑素，褪黑素会让孩子很快地进入睡眠或者疲倦状态。但是，随着年龄增加，一般到 20 多岁之后，人的大脑分泌褪黑素的能力就开始下降，失眠的情况开始出现，到了 30 多岁就更明显了。年纪大的人容易出现睡眠问题，就与褪黑素的分泌量减少有关。

从心理层面上来说，随着年龄的增加，大脑的工作负荷增加以及各种各样的心理问题、心理压力的加重，大脑的主要认知中枢长期处于亢奋状态，无法进入抑制状态。大脑睡眠能力的再次启动，其实就是让我们的大脑能够再次主动地抑制认知中枢、语言中枢、计算中枢过度兴奋和长期亢奋的状态。

简单地说，我们睡不好觉或者失眠就是因为我们对于大脑的兴奋和抑制这两种状态调整不好。训练在这两种状态间转换的能力，就是本书中介绍的这套训练方法的最根本目的。

初步了解睡眠

睡眠关乎我们一生近 1/3 的时间，它的质量好坏与我们的健康有密切关系，睡眠的质量决定着生活的质量。在进入正式的内容前，我先给大家介绍一些关于睡眠的基本知识。

我们为何要睡觉

人类不睡觉就无法生存，而连续几天不进食，却能生存下来。有研究显示，每天睡眠不足四个小时的人，其死亡率比每天睡七八个小时的人高 180%。科学研究表明，人不睡觉只能活 5 天，不喝水只能活 7 天，不吃饭能活 20 天，由此看来，睡眠比吃饭、喝水更重要。

在美国，有个叫彼得·特里普的人，自告奋勇地参加了一项 200 个小时不睡觉的实验。前三天，一切正常；第四天，他出现了精神崩溃状态且不能自控；第五天，他表现出歇斯底里的行为；200 个小时后，他受到类似精神病一样的折磨，几乎疯了。在 201 小时 13 分钟时，他再也无法坚持，被人架到床上。不过，在睡了 9 小时 11 分钟后，他又渐渐恢复了正常。从这个实验也可以看出，人不睡觉是不行的。

睡眠是一切生理活动所需能量恢复和重新积累的过程，是人体的一种本能的生理现象。睡眠对于维持人体健康有着举足轻重的作用，在睡眠过程中既可以使身体必要的能量重新获得补充，又可以使人体的免疫系统得到某种程度的修整和加强。睡眠既保证了人有足够的精力进行活动和工作，又能对解除疲劳起着积极的作用。同时，睡眠与荷尔蒙的分泌等人体机能的正常工作也有着密切的关系。

从进化的角度说，睡眠对机体也起着保护的作用。昼夜的交替是自然规律，大多数动物在黑夜都要睡眠，人在黑夜也不必觅食、提防凶猛野兽的伤害，或从事其他活动，因而易于保存能量，有利于生存和发展。

同时，睡眠对于大脑的正常工作也至关重要。大家在忙碌地工作了一天后，非常劳累，导致大脑长时间处于兴奋状态，无法在正确的时间得到抑制和休息，不利于第二天继续工作，所以我们需要通过睡觉来对大脑的兴奋进行抑制。睡觉的过程同时也是我们的记忆进行巩固的过程。若我们长期睡眠不足，则容易产生健康问题，甚至患上疾病，比如失语症、休克和昏厥等，长期失眠则让人容易患上癌症。

良好的睡眠对大脑有好处，这一点是肯定的，但对于大脑如何从睡眠中受益，科学界现在还没有统一的意见。一种理论认为，睡眠有助于使大脑保存人类在清醒时接受的一切信息，而另一种观点则称睡眠是为了恢复能量。还有一部分人提出睡眠往往利用一些神秘的形式，帮助我们掌握各种技能。单纯从自然科学的角度来看，睡觉最好顺其自然，不要为工作经常熬夜而损害健康。

睡眠可以使机体各器官，包括大脑得到休息。但是，实验证明，并不是睡眠的时间越长，身体机能就恢复得越充分，关键在于睡眠的质量。因此通过训练，即使缩短睡眠时间也能达到较好的睡眠效果。只要入睡快，深度睡眠阶段所占的时间比例大，睡眠的效果就能提高。

那么，什么是深度睡眠呢？下面就简单介绍一下睡眠的周期和阶段。

睡眠的周期

现代科学研究表明，人脑工作时会产生自发性电生理活动，该活动可通过专用的脑电记录仪以脑电波的形式被记录下来。脑电波是一些自发的、有节律的神经电活动，其频率变动范围在每秒 1 ~ 30 次之间，可划分为四个波段，即 δ 波（1 ~ 3Hz）、θ 波（4 ~ 7Hz）、α 波（8 ~ 13Hz）、β 波（14 ~ 30Hz）。清醒状态下的脑电波是一种低幅快波，频率在 13Hz 以上，又叫 β 波。清醒时闭上眼，什么事也不想，这时的脑电波频率与睁眼时相比稍慢，频率在 8 ~ 13Hz，这种脑电波叫 α 波。根据睡眠中脑电波类型的不同，睡眠可以分为以下五个阶段。

睡眠的第一阶段——入睡期

当脑电波中的 α 波逐渐消失，出现一些不规则波型并混有一些振幅很小的波时，这就是睡眠第一阶段。我们平时犯困，所谓入睡期或蒙眬期，就是指这一时期，其时间的长短因人而异。这一阶段是处于清醒和睡眠之间的转换期，我们很容易醒来。

睡眠的第二阶段—— 浅睡期

再进一步就进入了浅睡期，这就是睡眠的第二阶段。这一阶段脑电图的最大特征就是慢波当中时不时会出现一种所谓的纺锤形波，频率在 12 ~ 14Hz，波幅由小到大，再由大到小，呈纺锤形。一夜中，人有一半时间处于这种浅睡眠状态，这个时候容易被吵醒，入睡困难者时常自行醒来。

睡眠的第三阶段—— 熟睡期

睡眠再深一些，就进入了第三阶段睡眠，脑电波频率比第二阶段明显慢，平均频率 4 ~ 7Hz，振幅也较大，其中极慢频率（0.5 ~ 3Hz）的波，也就是 δ 波约占 25% ~ 50%。

睡眠的第四阶段—— 深睡期

此时 δ 波占 50% 以上，偶有小波混杂其间。

第三和第四阶段因为脑电波频率均很慢，所以合称慢波睡眠，同时因为睡眠程度均很深，又叫深睡眠。这时睡眠极沉，起床相当困难。

睡眠的第五阶段—— 快速眼动睡眠期

在睡眠的第五个阶段，脑波迅速改变，出现与清醒状态时的脑波相似的高频率、低波幅脑波，但其中会有特点鲜明的锯齿状波。此时除了脑波的改变之外，人的眼球会呈现快速运动现象，因此这个阶段被称为快速眼动睡眠期。如果在此时醒来，大部分人会报告自己正在做梦，并且很容易记起梦中发生的事情。

人在每晚的睡眠中，大约 1.5 ~ 2 个小时就可以完成一个睡眠周期，如果睡眠 8 个小时，就要循环 4 ~ 5 个周期。每个周期都是从蒙胧入睡开始，睡眠逐渐加深，直到熟睡，接着转入快速眼动期，并进入做梦状态。

本书使用方法

最后，在进入本书正文之前，再给大家介绍一下这本书的学习方法。

第 1 章会详细地介绍关于失眠和其他睡眠障碍的表现特征和原因，你可以对照检查，判断自己是否符合失眠的典型症状。第 2 章则会介绍“睡眠力”的概念以及提升睡眠力的基本原则。

如果你不想看这两章理论偏多的内容，你也可以跳过理论直接进入第 3 章至第 9 章，学习不同的助眠训练方法。对每个方法的练习都应作为你每天中午和晚上睡眠前的必修课，最好是坚持训练半年，一次次地去研习、去改变。如果睡觉时一个方法失效，马上换另外一个方法，整套训练反复进行。即使刚开始的时候你不能完全睡着，你也要坚持使用这些训练方法，不断地提高自己的大脑进入睡眠的能力。

致谢

从 2018 年 8 月开始，本书书稿编撰团队建立，开始正式的编撰工作，期间历经了五次增删修改。在此，尤其要感谢每一位编撰团队成员，其中包括：

文字审核人徐放蕾，文字编撰成员吴瑞雪、盖洁、姜志宇、夏娟、党珊珊、段艳梅、孟德钦、张峥、石娟、乔颖、赵小宁、刘淼溪、崔贯力、王明芝、丁小勤、焦振芳、于红芸、肖明、钟巧珍以及许新依。

在修改过程中，难免遇到波折和困难，但是我们一直都在积极地奋战着！这得益于我们团队一直坚持的理念——传播靠谱的心理学。这个信念使得我们一直都保持着积极奋进的力量。我们更主张用脑思考，用心去做，用行动去证实！

同时希望我们广大的读者朋友用行动来检验这本书。

最后祝大家都能随时随地拥有好睡眠！

目录

第1章 失眠与睡眠障碍

第2章 重启睡眠力

第3章 只有集中注意力你才睡得着：优质注意力助眠

Zzz 第 4 章 远离安眠药：重塑信念助眠

Zzz 第 5 章 摆脱情绪失眠之苦：音乐治疗助眠

第 6 章 与潜意识的斗争：自我暗示助眠

第 7 章 先做梦，再睡觉：想象助眠

第 1 章

失眠与睡眠障碍

失眠已经成为普遍困扰现代人的亚健康问题。每年的 3 月 21 日被国际精神卫生组织定为“世界睡眠日”，说明睡眠问题也是一个全球性的课题。据近期调查，中国存在失眠问题的人群占比高达 42.5%，也就是说十个中国人就有四个处于失眠状态，而且这种状况仍有上升趋势。其中上班族和中年人及老年人比例最大，其次是学生。存在睡眠障碍的人中，高血压患者占 50%，抑郁症患者占 25%。由于长期睡眠障碍，人会变得越来越敏感、多疑、易怒以及缺乏自信心，这势必影响人际关系，从而产生孤独感、挫败感，与周围的人不合群，甚至还会产生悲观、厌世的心理，严重者则会导致自杀。

从本章开始，本书将开启一段旅程，带领大家深入了解睡眠的秘密，解决现代人睡眠的种种问题，实现高质量的睡眠。

那么，怎样才算高质量的睡眠呢？高质量睡眠的简单指标是：夜间睡着后一般不醒，即使醒了还能马上入睡；适当做梦，但不是噩梦，且不会似睡非睡；醒后感到神清气爽，没有疲乏感。这种高质量的睡眠想必没有人不想要吧？那怎样才能做到呢？

让我们先从有关失眠的案例看起。

失眠案例

案例 1

有一位风疹患者，遍身风疹，痒得难受，不停地抓痒。为了分散注意力，她又是唱歌，又是跳舞，还拼命找活干。一天下来折腾得精疲力竭。终于挨到了晚上，谢天谢地，她急忙宽衣解带躺下睡觉。她刚入睡，又被瘙痒入骨的风疹给唤醒了。她忍不住瘙痒的侵扰，双手胡乱抓了一阵子，浑浑噩噩进入了睡眠的非眼动期。可是又一阵瘙痒来袭，她不得不用手抓挠……

就这样，折腾到天亮她也没有进入真正的睡眠。为什么会这样啊？这是因为睡眠和觉醒正常节律性交替紊乱而导致了睡眠不足，即失眠。

案例 2

A 走进咨询室的时候，只见他双臂下滑垂肩，两眼呆滞，说话慢慢腾腾，但衣冠整洁得体，呆滞中微微露出他坚毅、自信的情感状态。他开始接受咨询的时候，不敢跟咨询师对视。两只手放在膝盖上，说一句话，搓一搓手。据他的回忆，上学以后，从小学到初中不但没有失眠，而是整天昏昏欲睡，反应特别迟钝，经常作业写到凌晨 1 点，那时的感觉就是总想睡觉。

后来不知啥时候，变得睡不着觉了。“我失眠严重的时候，也是身体最崩溃的时候，那时我的公司刚起步，我整天都在脑子里筹划：资金方面的、技术方面的、招工方面的、管理方面的……那时我曾经连续 3 天没合眼。白天还要高强度地工作、奔走，晚上心脏几乎要跳到猝死，还是无法入眠。越是睡不着，越是容易引起其他的躯体症状，比如拉肚子。偶尔有一点困意，肚子一痛，困意又无影无踪了，真是屋漏偏遇连夜雨啊。感谢党的政策好，公司终于开业！靠着努力奋斗，凭着满腔热情，乘着国家发展的航船，公司效益很可观。可是我的失眠非但没有随之好转，反而逐渐加重。失眠使我情绪崩溃，开始极度怕回家，怕老婆看到我不堪的样子，因此整天睡办公室。老婆、孩子对我的行为都不理解。他们说我事业成功后，膨胀了、高傲了、看不起他们了、变心了、外边有人了……弄得我心里更加难受。无奈我给妈妈打电话求救。刚一开口眼泪就止不住了，可是妈妈也开始不相信我了，狠狠地数落我、训斥我。”

你是否也曾像上文案例中的主人公一样，因为睡不着觉而痛苦不堪呢？

下面我将主要从失眠的定义、失眠的自我筛查以及导致失眠的常见原因这几个方面对失眠问题进行更详细的讲解。

失眠面面观

什么是失眠

虽然目前临床医学对失眠的认识存在一定的局限性，但是，临床医学专家已经开始根据临床研究对失眠进行定义。《中国成人失眠诊断与治疗指南》对失眠的定义为：患者对睡眠时间和（或）睡眠质量不满足并影响日间社会功能的一种主观体验。其具体表现为：入睡困难、睡眠质量下降、睡眠时间减少、记忆力和注意力下降等。

如何判断自己是否失眠

判断自己是否失眠可以通过以下三个方面来衡量。

是否符合失眠的定义

首先，你需要判断自己的表现和感觉是否符合上述对失眠的定义。不同的人，需要不同的睡眠量，关键是睡眠的质量和睡眠后的感觉，而不是睡觉的时长或入睡的速度决定你是否失眠。

即使你每晚在床上睡了 8 小时，若在白天感到昏昏欲睡或疲劳，你仍可能是经历了失眠。

失眠症状超过一个月，在临床上就被称为长期性失眠。长期性失眠可以持续数年至数十年之久，有些人甚至形成习惯性失眠，如压力一大，就常睡不着觉。长期性失眠必须引起重视，积极采取措施。

是否出现失眠的典型症状

其次，你可以检查自己是否出现失眠的典型症状，主要包括以下几点：

- 尽管累了，但难以入睡；
- 夜间经常醒来；
- 唤醒后无法重新入睡；
- 依靠安眠药或酒精才能入睡；
- 白天嗜睡、疲劳或烦躁；
- 难以集中注意力。

生活中是否存在可能导致失眠的因素

最后，你可以仔细想想，自己的生活中是否存在以下失眠的诱因：

- 你承受了很大的压力吗？
- 你抑郁了吗？你感到情绪平淡或无望吗？
- 你是否会因长期的焦虑或担忧而挣扎？
- 你最近经历过创伤事件吗？
- 你服用的任何药物可能会影响你的睡眠吗？
- 你是否有任何可能干扰睡眠的健康问题？
- 你的睡眠环境安静舒适吗？
- 你是否每天都在同一时间上床睡觉？

常见的失眠诱因

造成失眠的原因千奇百怪。有的人躺在床上不能很快入睡，本来已经有明显睡意了，但躺下后却又睡意全无，反而兴奋起来，情不自禁地想着："我什么时候能睡着呢？"有的人在似睡非睡时，突然想起一件事要办，不办这件事心里就不踏实，因此总惦记着不能入睡。还有的人对声音很敏感，一只蚊子或苍蝇在屋里飞都无法入睡，要起床把它打死或轰走。

不过总结起来，导致失眠的因素主要有以下四个方面。

- **一是心理因素。**失眠问题之所以越来越年轻化，心理因素是一大原因。人们为子女上学、就业操心，为住房和饮食卫生操心，为外出堵车和交通安全担心……总是处于紧张状态下生活、工作，心事重重，无法安睡。特别是对于年轻人，巨大的学习工作压力、人际交往压力，导致焦虑、抑郁、强迫症等心理问题出现，引起失眠问题。
- **二是生理因素。**不仅呼吸系统、心脑血管等疾病造成的疼痛会使我们失眠，饥饿或积食引起的胃肠道蠕动、过度运动导致的肌肉紧张、神经兴奋也会让我们睡不着。
- **三是行为问题。**"晚上不睡、白天不醒"是许多失眠人群的共病，很多失眠问题就源于熬夜、不规律的睡眠等不良的睡眠行为或嘈杂的睡眠环境。
- **四是物质摄入。**对酒精、咖啡、茶叶、药物等物质的依赖和阶段症状也是常见的失眠原因。

不过，失眠只是所有睡眠障碍中的一类，如果你的困扰不只是失眠问题，或者想要了解更多关于睡眠障碍的知识，可以继续阅读下面的内容。

睡眠障碍

睡眠障碍是什么

睡眠障碍是指由各种原因引起的睡眠觉醒节律紊乱、睡眠质量异常，以及睡眠中出现的异常行为所造成的临床综合征。有睡眠障碍的人在白天会感到疲劳、头昏、精神不振、全身乏力，严重影响患者的社会功能。其类型包括：失眠症、嗜睡症、发作性睡病、与呼吸相关的睡眠障碍、昼夜觉醒、睡眠节律紊乱、非快速眼动期的睡眠唤醒障碍、快速眼动期的睡眠行为障碍、梦魇症、不安腿综合征以及药物或物质依赖所导致的睡眠障碍。

睡眠量不正常以及睡眠中出现异常行为，如包括睡眠失调和异态睡眠，也是睡眠和觉醒正常节律性交替紊乱的表现，可由多种因素引起，常与躯体疾病有关。睡眠与人的健康息息相关。调查显示，很多人都患有睡眠方面的障碍或者和睡眠相关的疾病，成年人出现睡眠障碍的概率高达 30%。

睡眠障碍的临床表现

睡眠障碍的临床表现一般分为睡眠量异常和睡眠中的发作性异常两类。

睡眠量异常

睡眠量异常亦可分为两类。

一类是睡眠量过度增加，如因各种脑病、内分泌障碍、代谢异常引起的嗜睡状态或昏睡，以及因脑病变引起的发作性睡病。这种睡病表现为经常出现短时间（一般不到 15 分钟）不可抗拒性的睡眠发作，往往伴有摔倒、睡眠瘫痪和入睡前幻觉等症状。

另一类是睡眠量不足，即失眠，整夜睡眠时间少于 5 小时，入睡困难、浅睡、易醒或早醒等。失眠可由外界环境因素（室内光线过强、周围过多噪声、值夜班、坐车船、刚到陌生的地方）、躯体因素（疼痛、瘙痒、剧烈咳嗽、睡前饮浓茶或咖啡、夜尿频繁或腹泻等）或心理因素（焦虑、恐惧、过度思念或兴奋）引起。一些疾病也常伴有失眠，如神经衰弱、焦虑、抑郁症等。

睡眠中的发作性异常

指在睡眠中出现一些异常行为，如梦游症、梦呓（说梦话）、夜惊（在睡眠中突然骚动、惊叫、心跳加快、呼吸急促、全身出汗、定向错乱或出现幻觉）、梦魇（做噩梦）、磨牙、不自主笑、肌肉或肢体不自主跳动等。这些发作性异常行为不是出现在整夜睡眠中，而是多发生在一定的睡眠时期。例如，梦游和夜惊，多发生在正相睡眠（即第三与第四睡眠阶段，慢波睡眠）的后期；而梦呓则多见于正相睡眠的中期，甚至是前期；磨牙、不自主笑、肌肉或肢体跳动等多见于正相睡眠的前期；梦魇多在异相睡眠期（快速眼动睡眠期）出现。

睡眠障碍的类型

国际上将睡眠障碍分为八类。第一类是失眠；第二类是和呼吸相关的睡眠障碍；第三类是非呼吸相关性睡眠障碍；第四类是昼夜节律失调造成的睡眠障碍；第五类是异态睡眠的觉醒障碍；第六类是运动相关的睡眠障碍；第七类是原因不明的尚未定义的睡眠障碍；第八类为其他睡眠障碍。

失眠

失眠包括心理性失眠、生理性失眠、特发性失眠等。

心理性失眠是指由心理因素导致的失眠。在失眠患者中，心理性失眠占比很大，心理问题往往导致患者的失眠症状愈加严重，并且久治不愈。心理性失眠是由易感因素、触发因素和持续因素共同作用所致。易感因素跟一个人的行为、个性特质相关，可以加剧患者的脆弱性，降低失眠发生的阈值。有些人具有内在发生睡眠紊乱的倾向，可能是基础的神经机制缺陷所致。触发因素是指触发失眠的内外部因素，比如应激反应是失眠最主要的触发原因，大多数人在急性反应事件消除或适应应激条件后，睡眠可能恢复正常，但具有睡眠紊乱易感特质的人更容易发生短暂睡眠问题。持续因素指让睡眠持续紊乱的因素。比如，当睡眠问题出现后，失眠者会出现身体上的不适（生理唤醒增强），对失眠的担忧（认识唤醒）又会干扰睡眠过程，最终转移到情绪上，出现焦虑、心境恶劣、担忧、紧张等情绪反应（情绪唤醒），这些反应互相影响形成恶性循环，导致失眠患者高估自己的入睡时间，低估睡眠时间，对睡眠产生歪曲知觉。

生理性失眠属于境遇性失眠。主要因外部环境的客观因素（温度、湿度、噪声等）以及身体的不适造成大脑皮层暂时兴奋，从而导致失眠。

特发性失眠指在典型的失眠发生以后，终生不能获得充足睡眠的睡眠紊乱，包括不能入睡，觉醒次数增多或者早醒。特发性失眠在某些家庭当中多见，在难产或者早产患者中发病率比较高。慢性睡眠不良，常常会导致患者白天的健康感下降，表现出情感和动机上的退缩，注意力和警觉性降低，精力不足，疲劳感增加。症状严重的患者在白天的功能受到明显的影响以至于无法坚持工作。多数患者即使存在轻度和中度的睡眠紊乱，其心理状态仍然能够保持正常，因为他们已经适应了一些慢性的睡眠问题。如果特发性失眠症状十分严重，患者的心理状态会十分压抑，偶尔可能会出现一些类似妄想的多疑状态，可能伴有抑郁症状，比如无助感、悲观和顺从，等等。

呼吸相关性睡眠障碍

呼吸相关性睡眠障碍，包括中枢型和阻塞型睡眠呼吸暂停综合征。

中枢型睡眠呼吸暂停综合征是指因中枢神经系统异常引起的以睡眠中反复出现低通气和（或）呼吸暂停为特征的一组综合征，是一种睡眠中发生的中枢性间歇性无呼吸状态。出现中枢型睡眠呼吸暂停时，口鼻腔气流和胸腹呼吸动作同时停止。中枢型睡眠呼吸暂停综合征主要是由中枢神经系统的呼吸中枢功能障碍或支配呼吸肌的神经发生病变引起的。

呼吸中枢位于大脑，人平时无论醒着还是睡着，都离不开呼吸和心脏跳动。可是，患有中枢型睡眠呼吸暂停综合征的人在睡觉时呼吸中枢功能下降，脑内控制正常呼吸的中枢在睡眠时停止发放神经冲动，使参与呼吸的肌肉处于非活动状态，从而导致呼吸减弱或中断，这可能与睡眠中的呼吸驱动异常、睡眠中体内二氧化碳水平、充血性心力衰竭、上气道解剖学结构异常和中枢神经系统疾病有关。

与阻塞型睡眠呼吸暂停综合征不同的是，中枢型睡眠呼吸暂停综合征患者没有胸部运动的意图，这种呼吸暂停与控制呼吸的大脑中枢出现障碍有关。患者少有肥胖体型和日间嗜睡表现。由于这类患者在睡眠中呼吸不伴有鼾声，所以其安静的呼吸暂停很少被他人发现，但可能会出现睡眠中憋醒、睡眠质量差和不同程度的失眠，也可能患有抑郁障碍，但多无性功能障碍。

阻塞型睡眠呼吸暂停综合征的表现为，由于某些原因而导致上呼吸道阻塞，睡眠时有呼吸暂停，伴有缺氧、鼾声、白天嗜睡等症状。该综合征多发病于肥胖者、老年人。上呼吸道任何一个部位的阻塞性病变都可致阻塞型睡眠呼吸暂停综合征。

中枢性嗜睡疾病

中枢性嗜睡疾病是非呼吸相关性睡眠障碍，如发作性睡病，临床表现为睡眠时间过长。

昼夜节律失调性睡眠障碍

昼夜节律失调性睡眠障碍指个体因睡眠与觉醒生物节律与所处的环境模式不协调而引起的睡眠障碍，可能是自发性的或由行为问题所致。

在所有活的有机体中，从单细胞生物到人类，都普遍存在生理和行为上的昼夜节律变化。这种自我维持的内源性昼夜节律是由遗传决定的。正常情况下，人的睡眠–觉醒周期与人的生活方式同步。一旦人的睡眠–觉醒周期偏离自然的昼夜节律，那么人的睡眠便会出现问题。睡眠–觉醒周期是人类最为明显的昼夜节律，昼夜节律的改变往往伴有失眠或白天过度嗜睡的症状。昼夜节律对人的睡眠和觉醒有极大的影响。睡眠周期延迟者，其昼夜节律延迟数小时，直到午夜也无睡意；睡眠周期提前者，其昼夜节律提前数小时，一到傍晚就想睡觉。无论哪种节律异常，对生活和工作都会产生很大的影响。

昼夜节律失调性睡眠障碍具体可分为以下几类：

- 睡眠时相延迟障碍，特点是晚睡、晚起，常见于青少年。
- 睡眠时相提前障碍，特点是早睡、早起，常见于老年人。

- 倒班工作睡眠障碍，常见于从事倒班工作和值夜班的人。
- 时区改变睡眠障碍，主要见于快速穿梭旅行多个时区的人，常见于跨时区飞行的飞机驾驶员和空乘人员。
- 非 24 小时睡眠－觉醒综合征，主要见于盲人，正常人很少见。
- 不规律睡眠－觉醒周期（昼夜节律丧失），常见于脑损伤、痴呆症和患有精神运动性阻滞的儿童等。

异态睡眠觉醒障碍

比如与快速眼动睡眠相关的异态睡眠。该病通常起病于 60 岁以上的男性，与路易体痴呆、多系统萎缩、帕金森综合征等多种神经系统变性疾病有密切联系。临床表现为睡眠中突发大幅度运动行为（挥臂击打、踢腿、大叫、刻板行为等）并伴有生动的梦。

运动相关睡眠障碍

运动相关的睡眠障碍包括不安腿综合征、磨牙等。不安腿综合征的表现是小腿在休息时出现难以忍受的不适，而通过运动可缓解症状。这主要是由于人体缺乏铁元素。大脑控制运动的神经递质——多巴胺，在合成过程中需要铁元素，而有的人随着年龄的增大，铁元素的吸收能力下降，缺铁导致合成的多巴胺下降，从而引起不安腿的症状。然而，有人的化验单上显示其身体内的铁元素含量是正常的，但还会出现不安腿综合征的症状。因为化验单上正常的数值只能说明血液里面不缺铁元素，不等于细胞中也不缺铁元素。如果细胞摄取铁元素的能力下降了，也会出现不安腿综合征的症状。

原因不明的睡眠障碍

原因不明的睡眠障碍，如某些独立的症状，或者还没有定义的症状，或介于正常和异常睡眠间的睡眠相关综合征，比如长睡眠者、短睡眠者。

其他睡眠障碍

其他不属于以上分类的睡眠障碍包括睡眠相关性头痛、癫痫导致的睡眠障碍、器质性的睡眠障碍，等等。

睡眠障碍的严重程度

按照严重程度，睡眠障碍可以划分为轻度、中度和重度睡眠障碍三类。

轻度睡眠障碍

轻度睡眠障碍一般是偶然发生的，对生活质量影响还不大，只是影响精神状态，令人感觉到疲惫。人们在经历压力、刺激、兴奋、焦虑、生病或者睡眠规律改变时都会出现短暂性睡眠障碍。这类睡眠障碍患者通过加强自我锻炼和心态调整，一般可以自行改善症状。

中度睡眠障碍

中度睡眠障碍持续时间超过三天，伴随一定的易怒、焦虑、疲乏等，妨碍人们的正常生活、工作、学习和健康，并加重或诱发心悸、胸闷、眩晕、头痛、中风等病症。中度睡眠障碍由于不太容易通过自我调节恢复，所以要抓紧时间治疗。

重度睡眠障碍

重度睡眠障碍给患者带来长期的痛苦，甚至使患者形成对安眠药物的依赖，而长期服用安眠药物又可引起医源性疾病，会造成焦虑症、抑郁症并发，必须采取专业治疗。患者病情可维持数年之久，有些人面对压力时就会出现睡眠障碍的症状，已形成习惯性的反应。

睡眠障碍的原因

是什么打乱了正常的睡眠节律呢？原因有多种，因人而异。以下是导致睡眠障碍的几个主要原因。

脑内伤引起的睡眠障碍

这类患者的临床表现就是睡眠量过度增加。我曾目睹过一个相关的案例：早在 20 世纪 80 年代，我同事的姐姐，一位七十多岁的女性，突然卧床，不吃不喝，闭目沉睡，这个状态从早上起一直持续到中午吃饭的时候。她的孩子们很着急，不知道母亲是累了需要休息，还是有病。结果，到医院经医生检查，原来她患了脑出血。

脑外伤引起的睡眠障碍

这种睡眠障碍表现为经常出现短时间（一般不到 15 分钟）不可抗拒性的睡眠发作，往往伴有摔倒、睡眠瘫痪和入睡前有幻觉等症状。有一位患者给医生讲述，他骑着自行车就睡着了。在医生的询问下得知，几年前，他因一场车祸而造成过脑外伤。这是因为正常睡眠的发生，有赖于脑干缝际核 5– 羟色胺系统对其他递质系统的触发，而脑外伤破坏了此种触发的节律，因此就导致了发作性睡病。

躯体因素引起的睡眠障碍

这类睡眠障碍多是由躯体因素造成的，如疼痛、瘙痒、剧烈咳嗽、睡前饮浓茶或咖啡、夜尿频繁以及腹泻等。

心理因素引起的睡眠障碍

焦虑、恐惧、过度思念、兴奋、抑郁等情绪都会引起睡眠障碍，因为这类患者多愁善感，内心紧张，神经处于高度紧绷状态。我曾经接触过一位 60 多岁的抑郁症患者，她是一名退休教师，病龄 20 多年。她投医无门，吃药无效，失眠折腾得她面黄肌瘦。白天她精神萎靡，夜里睡觉时，别人的一举一动她都能感觉到。为什么她会出现睡眠障碍呢？这是因为她正常的睡眠周期被抑郁情绪打乱，满脑子的哀愁、烦恼、悲伤，使她睡眠和觉醒的节律无法形成正常循环，整夜不能进入睡眠状态，睡眠质量极差。这就是心理因素引起的睡眠障碍。

环境因素导致的睡眠障碍

一些环境因素也是引发睡眠障碍的原因，如室内光线过强、周围噪声过多、值夜班、坐车船、刚到陌生的地方等。另外，自然灾害（如山洪暴发）、突发事件（特别是目睹亲人突然离世）尤其容易引发睡眠障碍。环境的改变，无意中会形成当事者的心理负担，影响到当事者的睡眠。正常的睡眠周期性功能受到严重干扰，处于紊乱状态，也造成了人体的生物钟紊乱，会让人出现入睡困难、昼夜难眠、似睡非睡、醒来难以再入睡等睡眠障碍。

第 2 章

重启睡眠力

你对睡眠了解多少

你对睡眠是否有正确的认知？让我们先来做一个“睡商”测试。

《生命时报》发布的《2019 中国青年睡商报告》展现出当代年轻人的真实睡眠状况，其中 80% 的年轻人的睡商不及格。如果某人睡商不及格，就说明他对睡眠的错误认识太多，意味着他出现睡眠障碍的可能性较大。我们可以用《生命时报》精选的十道睡商测试题来测一下自己的睡商。

以下题目为判断题，请根据你对睡眠的认知做出判断，认为对的打“√”，认为错的打“×”。

1. 年纪愈大，需要的睡眠愈少。
2. 如果开车时想睡觉，可以提高收音机的音量来保持清醒。
3. 没睡够觉可以补回来。
4. 闭目养神不能满足睡眠需求。

5. 智商越高所需睡眠时间越短。

6. 大多数睡眠障碍可不治自愈。

7. 数羊可以帮助入睡。

8. 睡得越多越好。

9. 身体无法适应长时间夜间工作。

10. 即使睡够了，无聊的时候也会想睡。

参考答案如下：

1. 年纪愈大，需要的睡眠愈少。

错。

常有人觉得随着年纪增长，人所需要的睡眠就会越来越少。尽管睡眠时间短或睡眠困难现象在老年人中十分常见，但这不能表明老年人的睡眠需求量减少了，他们的生理需要量与年轻时相比并未减少。

2. 如果开车时想睡觉，可以提高收音机的音量来保持清醒。

错。

有研究显示，无论是提高音量、嚼口香糖，还是打开窗户，都不能抵抗困意的侵扰，只有轻微的缓解作用。如果在驾车途中想睡觉，那么最好停靠在安全地带休息一会儿，等到困意全部消失后再继续驾驶。

3. 没睡够觉可以补回来。

错。

很多人存在一种误区：上班期间没睡够可以在周末补回来，所以一到了周末就靠睡懒觉来补，有时一觉睡到下午甚至傍晚。在此提醒，这样不仅不能补回失去的睡眠，还会打破正常的睡眠规律。因为人体生物钟相对固定，不管睡多睡少，人的睡眠都是有规律的。

4. 闭目养神不能满足睡眠需求。

对。

晚上辗转难眠时，不少人觉得闭上眼睛就能得到充分休息。虽然闭目养神是一种很好的养生方法，但是睡眠就像食物、水对身体的重要性一样，是无法被短暂的闭目养神所替代的。长期不能获得足够的睡眠时间，身体就会欠下“睡眠债”，迟早要为之付出代价。

5. 智商越高所需睡眠时间越短。

错。

目前医学界并没有验证过这种说法。判断一个人是否睡够了，不能用睡眠的绝对时间来衡量，重点在于深睡眠时间的长短。有的人睡了8小时，但可能其真正的深睡眠时间还没有一个只睡了5个小时的人长，这就会造成第二天的精力差别。在我接触的病例中，确实有部分成功人士的睡眠时间很少，但主要是由于工作应酬等原因造成的睡眠时间被迫缩短，这在医学上被称为“睡眠剥夺”；还有一些人有种特殊的心态，喜欢自我“标榜”，常常对外宣称自己睡眠时间少。

6. 大多数睡眠障碍可不治自愈。

错。

大约只有1/3的患者可以自行痊愈。不少因失眠而痛苦的人并未意识到这是一种病，更不知道它是可以被治疗的；还有一部分人以为单纯靠自身调节就可以缓解，其实睡眠障碍是不会自行消失的，听任其发展下去，会造成很大的负面影响。因此，如果你长时间睡不好觉，那就一定要去医院接受科学的治疗，目前常用的治疗方法有行为疗法、药物疗法、手术疗法等。

7. 数羊可以帮助入睡。

错。

很多人晚上睡不着，就会躺在床上“数羊”，一只、两只、三只……结果非但没睡着，反而越数越精神。不管是数什么，都是靠分散注意力来达到催眠效果的，这对于一些人可能有效果。但如果数的时候过于认真，“纠结”在数字上，就会起到反作用，让神经系统越数越兴奋，反倒困意全无了。

8. 睡得越多越好。

错。

不少人认为要想消除疲劳就该多睡觉，这是完全错误的。每个人身体所需的睡眠时间并不同，如果你的身体已经睡“饱”了，但你还是强迫它继续休息，会导致你的睡眠中枢长期处于亢奋状态，醒后感到懒惰、无精打采、软弱无力，甚至智力下降。经常睡懒觉的人，因肌肉组织错过了活动良机，起床后还会感到腿软、腰骶不适。

9. 身体无法适应长时间夜间工作。

对。

所有的生物都有其生理周期，即24小时节律，这影响着睡眠和觉醒的更替。就算出国跨越时区，身体也会自己“倒时差”。所以对于常上夜班的人来说，午夜和清晨六时总是最困的时候。并且不管一个人从事夜班工作有多久，白天睡觉都非易事。因此，常上夜班的人在熬夜后半段尽量不要喝咖啡，在白天补觉时避免接触噪声和强光，睡前别饮酒，也不要剧烈活动。

10. 即使睡够了，无聊的时候也会想睡。

错。

很多人在进行活动时不会感觉自己困，而当他们稍事休息或者觉得无聊时，就会突然产生困倦感。睡眠是一种主动行为，真正引起睡意的是睡眠不足，没有睡够时间，所以才会在无聊时感到疲乏。无聊并非是引起睡意的来源，而是使睡意变得明显的一种“机遇”。

以上10道判断题，答对一题得1分。6分以上算及格，6分以下，就表示你需要提升自己的睡商。

随时随地睡是种能力

睡眠力：被忘却的能力

睡眠力是指人脑从清醒状态到睡眠状态的切换能力，即本书中所指的，不挑时间、地点、环境，随时随地睡，随时切换大脑兴奋和抑制状态的能力，切换的难易程度、速度、效果代表着能力的高低。

有研究发现，但凡成功人士，除了高情商外，睡眠力也很高。有的人虽然睡觉时间短，但很快就能睡着且睡眠质量高。比如，李嘉诚的作息时间是不论几点睡觉，一定在清晨5点59分闹铃响后起床。而且有研究表明，睡眠质量高的人，脑细胞修复得快，办事效率也高。

法国科学家发现：孩子的学习成绩与睡眠时间长短关系密切。凡睡眠少于8小时者，61%的人功课较差，勉强达到平均分数线者仅占39%；而每晚睡眠10小时者，76%的人成绩中等，11%的人成绩优良。

另外，心理学家还做过一个实验：他们让两组人都参加考试。一组一直在复习；而另外一组，复习一会儿就睡一觉。等他们醒来之后，两组人同时考试。结果发现，一直在学习的人考不过睡一觉起来的人。

为什么会出现以上的研究结果呢？这是因为大脑在我们睡觉时要整理、加工白天输入的信息，让我们可以从繁重的工作状态中解脱出来。所以只管放心地睡，大脑自然会替你干活。

然而随着我们年龄的增长，我们的睡眠力却逐渐下降。在这个“全民缺觉”的时代，培养睡眠力是一件值得思考和严肃对待的事情。

那么要如何重启我们的睡眠力呢？

好好睡觉是种信念

在很多人的信念系统里面，一直认为“很多事都很重要，这些事都比睡觉重要”。如果类似这样的暗示不停地输入自己的大脑，对大脑说“明天有什么事是非常重要的”，持续误导自己的大脑，你就会觉得这个说法（信念）是大脑的最高指令。人的大脑有套像金字塔一样的分级指令系统，如果你每天都在不停地暗示自己“那件事比睡觉更重要”，大脑的信念系统就会慢慢变化，最高等级的指令告诉你说“别睡觉”，而想睡觉的指令却排在后面没有那么高的话语权，于是大脑就会执行不让你睡觉的程序。因此，你需要修改你的信念系统，把最高指令改为“天不大、地不大，睡觉最大”。

我们要在大脑中调整话语权，把“想睡觉”的话语权调到最高等级。每当你的大脑里涌现出一些待办事项时，比如“明天要干什么”“我下午要干什么”“我还有什么事情没干完”，你就告诉自己的大脑：“这些都不重要，还是睡眠最重要。天不大、地不大，睡觉最大。”每当你的大脑里涌现出一件影响睡觉的事时，你都要在大脑里想一下这句话，直到把这句话输入你的潜意识。

这种方法就是心理学中的内化语言，是心理学中行为主义的一种经典套路，要求我们不断去辩驳自己不合理的信念系统。每当我们的大脑出现这种错误的信念时，我们要重新辩驳它，要告诉自己，“无论有什么事情，等睡醒了以后再说”。说不定等你睡着后事情就会峰回路转，不用着急。

睡眠力是可以训练的

有摄影者探访各路呆萌动物的销魂睡姿，发现它们的睡姿千奇百态，“睡艺”绝对精湛。它们有的蜷缩在树枝上以惊人的平衡力入眠，有的则趴在冰层上倒头就睡，有的互相依偎着睡觉展现出友爱画面，令人心生喜爱。为什么动物困了倒头就能入睡，而不少人却在丧失这种与生俱来的能力呢？对习惯晚睡、常常失眠或者因种种原因睡眠不足的现代人而言，快速入睡是一种令人羡慕的天赋。睡眠能力强的人往往白天精力特别旺盛，记忆力和反应力都很出色。

实际上，随时随地在两分钟或者更短的时间内入睡，是完全可以通过后天训练获得的一项技能。睡眠训练的目标就是通过学习掌握一系列的方法，帮助你恢复睡眠力，让你想睡就能睡着。

下面，让我们一起来了解第二次世界大战时期美军飞行员训练自己快速入睡的故事。

飞行员需要随时进行军事活动，睡眠对于他们而言是一种奢侈，也许每天只能抽出几个小时睡觉。没有什么比疲惫不堪地躺在睡袋里闭着眼睛等待入睡更让人沮丧的了。虽然完全精疲力竭，又必须在三小时后出发，可还是睡不着。或者被周围的噪声吵得心烦，或者脑海中反复上演着当天发生的事情。如果不能获得充足的睡眠，很快就会变得虚弱不堪，可能在飞行任务中做出糟糕的决定，可能会让战友们失望，甚至成为他们的负担。

这就是第二次世界大战中不少美军战斗机飞行员的遭遇。美国军方意识到，由于高度的精神压力和应激反应，许多飞行员即使停止飞行任务，也无法放松，难以入睡。长期缺乏睡眠令他们疲惫不堪、身心俱损，从而导致了一系列致命的错误决策——比如，无意击中友军飞机或者因自己的误操作而坠机，等等。这些失误本来是完全可以避免的。

为此，美军开发了一种科学方法，可以让飞行员在两分钟内，在任何时间、任何地点和任何情况下入睡。事实证明，经过六周的训练，96% 的飞行员可以在两分钟或更短的时间内入睡，甚至包括在刚喝完咖啡或周围枪炮声不断的情况下。

也就是说，如果你也能有计划地训练自己，入睡对于你而言会变得容易很多。

如何提高睡眠力

下面来看看如何提高我们的睡眠力。

训练切换睡眠的开关

很多睡眠问题，如无法入睡、多噩梦、醒后乏力，或者入睡后早醒等，都是由心理问题或心理疾病引起的焦虑或抑郁情绪造成的。

学心理学主要是为了实现两个目标，第一是对自己的心理有调控能力，第二是对自己的身体有调控能力。这两个目标都可以通过我们有意识的训练来达到。对于心理学而言，最高明的并不是心理咨询，而是心理训练。

助眠训练必须在你早上醒来之后，感觉特别兴奋且大脑比较清醒时进行，从而让你强行训练出一种从兴奋到睡眠的切换开关能力。

调整生理感光机制

需要注意的是，早醒可能和我们所处地区的自然环境有关。比如，如果你住在我国东北地区，那你早上 5 点醒来一点儿也不奇怪。我曾去漠河参加央视少儿频道的节目录制。漠河在我国的最北端，先到录制地点的节目组人员跟我说，凌晨 3 点甚至 2 点半，天就开始亮了。我半夜 2 点多起来上厕所时，往外面一看，天真的开始蒙蒙发亮了。

人类有一套非常厉害的生理感光机制。当我们从内陆地区来到东北的边疆，当光线慢慢亮起来的时候，生理机制就会开始自我调节。根据外部物理环境、自然环境的变化，人体自然而然地就进行了生物钟的调节。

在这种情况下，有几种方案可以挽救睡眠不足。

一种方法就是把上床睡觉的时间提前，这样每天的睡眠就大概够了。如果觉得不够，中午再补一觉，也可以解决睡眠不足的问题。

还有一个方法就是创造一套避免感光的机制，尽量让自己的身体不会过早醒来。比如，让房间尽量保持遮光。因为人类的眼球周围有很多感光细胞，随着光线照亮了周围的环境，人很容易感觉到光线并慢慢醒来。因此，如果你居住在东北边疆，或者居住在有很多光污染的城市里，想要拥有良好的睡眠就需要先改造一下物理环境，用遮光布做窗帘，让睡眠环境更暗。当然，最好的方法就是戴一个眼罩，把整个眼部都遮住，这样睡眠深度自然就会加深，睡眠时间也会自然延长。

缓解应激状态

失眠的一个主要成因就是焦虑。比如，有时领导让你加班一个月，你的应激状态就会持续一个月。在应激状态下，人的身体会分泌各种各样的激素，使你的睡眠时间更少，大脑反而显得更加兴奋。

还有一些人一出差，就会便秘或者失眠，这是因为出差时身体立即自动调整成应激状态，很多部分的功能就变得不正常。有的人在带小孩期间，身体处于应激状态，也睡不好。

关于如何缓解应激状态，在身体和大脑放松的状态下入睡，请详细学习本书第 8 章。

离开当下

如果能将我们的大脑训练出一种“离开当下”的习惯——随时离开眼前、离开当下的感觉，睡眠就不是一件复杂的事情了，就会变得异常简单。

中国道家的养生术提倡看花，你的眼睛看着一朵花，看着看着就会入神，忘记了周围的存在，这就是一种让大脑理性中枢强行关闭的方法。如果你想象着看一朵花，一样也会睡着。睡眠的秘诀在于，一定要离开眼前的时空。

大家需要明白一点：所谓的睡觉，就是人类大脑当中最繁忙的区域被抑制了。我们知道，和尚、道士们平日里打坐修禅，可以一整天不睡觉，在修禅结束之后仍然保持清醒，没有困倦感。这是什么原因呢？道理非常简单，因为打坐修禅比睡觉修养身心的效果要好。

有人做过研究，受试者是一些能够进入深度睡眠的人，还有些是能够打坐、入定、禅修的人。当他们入定时，研究者对他们的大脑进行扫描，结果发现这些人的大脑的确能够进入一种深度平静的状态。与这种状态相反，当大脑兴奋的时候，大脑的很多区域，比如重要的理性中枢——前额叶区域就会充血，血液中含有大量的葡萄糖。

这个研究告诉我们，为什么很多人睡 10 个小时或更久，睡眠效果也不好，那是因为他们睡着之后大脑的很多地方还在兴奋和工作，他们只是身体躺在床上，实际上大脑并没有得到真正的休息。

通用的助眠步骤

在具体学习不同的助眠法前，先给大家介绍一套可通用的助眠方法，共五个步骤，流程如下。

第一步：准备仪式

你可以把今天没有做完的事情，写在你的代办事项清单里，记下来以后，明天按照计划去完成即可，不让它们消耗潜意识能量，让心理趋向于坦然状态。

做好睡前洗漱等程序化的准备后，让自己躺在床上，脊椎正直，双脚和肩膀同宽，双手自然放在身体两侧，自然地闭上眼睛。假如不想闭上眼睛，那就让自己自然专注于黑暗中的一点，清空大脑，当眼皮特别沉重的时候闭上眼睛，再做下面的练习。

第二步：和自己对话

你可以去尝试感觉身体的某一部位，比如感觉心脏就在身体中心的地方，然后和自己的心脏进行一个充满爱的对话："我很感激你陪伴我、保护我，现在我要放下一切，开始做一些有助于自己睡眠的练习，让自己像婴儿一样睡过去。明天7点我会完全醒过来，并且感觉很好。"

第三步：深呼吸练习

深呼吸 3～8 次，可以把手放在下丹田的位置（肚脐眼下方），练习用腹式呼吸——吸气时让腹部尽可能鼓起来，可以用手感觉到。尽可能把气吸到你腹部以下，吸气后，停 3 秒左右，感受身体的感觉，再慢慢吐气；吐气时想象把所有的压力、不好的东西都吐出去。深呼吸需要练习，刚开始可能很难，尤其是经常感到紧张和压力大的人，他们习惯了胸腔浅呼吸，一般需要练习 3～7 天，失眠症状就能改善。

第四步：感觉练习（专注练习）

你可以让自己感觉三种最清晰的当下的、能回忆起来的、让自己温暖和安心的触觉、听觉、视觉感受。

触觉可以是双脚触地的感觉，可以是枕头支撑头部的感觉，也可以是被子带给自己的感觉。听觉可以是微风吹树叶的声音，还可以是小时候妈妈喊你名字的声音。每次只专注于一种感受，直到这种感受变成很清晰的、全然的感受为止。

第五步："自我催眠"

通常在完成以上四步后，一般人就开始恍恍惚惚或者已经睡着了。如果你还没彻底入睡，此时你可以只说一句话："我正在随着几个深呼吸，像婴儿一样正在睡过去，睡过去……"

养成良好的睡眠习惯

为了养成良好的睡眠习惯，你需要注意很多关于睡觉的禁忌。为便于大家记忆，我总结了几句口诀：忌睡前用脑，忌临睡前进食，忌睡前激动，忌睡前说话，忌仰面而睡，忌张口而睡，忌蒙头而睡，忌当风而睡，忌对灯而睡，忌对炉而睡。

时间因素也对睡眠质量有影响。我们的最佳睡眠时间是晚上 11 点至次日 6 点，其中晚上 11 点至次日 3 点为睡眠黄金时间，这时肝脏的代谢最为旺盛。长期错过这段睡眠黄金时间会导致睡眠障碍，身体机能紊乱。睡眠时间一般应维持 7 至 8 小时，但不一定强求，应视个体差异而定。入睡快而睡眠深、一般无梦或少梦者，睡上 6 小时即可完全恢复精力；入睡慢而浅睡眠多、常多梦及噩梦者，即使睡上 10 小时，仍难精神清爽。

睡眠的好坏，也与睡眠环境关系密切。在 15 度至 24 度的温度中，可获得安睡。无论是南方的床，还是北方的炕，在安放或修造时，都应南北顺向，人睡觉时头北脚南，使机体不受地磁的干扰。床的硬度要适中，过硬的床会使人因刺激而不得不时常翻身，难以安睡，睡后周身酸痛。枕高一般以睡者的一肩（约 10 厘米）为宜，过低易造成颈椎生理骨刺。在夏季，枕头要经常翻晒，免让病菌进入口鼻，肺系疾病增多。

此外，我们还需要注意睡前应吃合适的食物。下面我们就来了解一下睡前适合吃的三种食物。

- **一是含色氨酸的食物。**含色氨酸的食物可以降低兴奋度。小米含色氨酸最为丰富，在主食中加点小米应该是一个不错的主意，有利于提高脑内的色氨酸。此外，豆腐皮、紫菜、黑芝麻等食物中的色氨酸含量非常高。另外，色氨酸在碳水化合物、蛋白质中含量丰富，所以睡前不妨搭配上一些含碳水化合物的食物。

- **二是含维生素 B 族的食物**。含维生素 B 族的食物可以消除烦躁。燕麦、大麦、糙米、全麦面包、全麦饼干等全麦食品中都含有丰富的 B 族维生素，具有消除烦躁不安、促进睡眠的作用。
- **三是含钙和镁的食物**。含钙和镁的食物可以放松神经。钙含量丰富的牛奶被公认为“助眠佳品”，坚果类食物中镁含量较多。

这些食物同时食用，效果会更好一些，但全麦食品可能会干扰牛奶中钙质的吸收，建议这两种食物要间隔食用。

在本章最后，我还想再强调一遍反复练习的重要性。随时随地睡的方法就是让我们把大脑训练成像开关一样的东西。只要使用这套方法，就如同按下开关一样，用不了几秒钟就入睡。

但是只有反复操练才会有成效，每天练习，就会拥有这一辈子再也不会失眠的强大心理能力。

重要的事情说三遍：练习！练习！练习！

坚持半年的练习，不放松！

第3章

只有集中注意力你才睡得着：优质注意力助眠

训练目标：通过集中注意力，快速入眠

失眠案例：为什么我总是止不住胡思乱想

案例1

脑子里的“两个小人”又开始互相打架。一个小人紧张地说：“别睁开眼，别睁开眼，或许这样一会儿还能睡着……”另一个小人则幸灾乐祸地说：“安眠药药效已经过了，你睡不着啦。”

这时，小区里又传来各类小动物的声音：“呱呱”“咕咕”“喵”……

“唉！又醒了，还不到凌晨4点。昨晚，哦不，今天凌晨已经吃了两片安眠药了啊！”

翻来覆去再也无法入睡，静秋的脑子里又乱了起来。

“儿子和儿媳离婚了，可怜了我的小孙子，以后跟着我这个奶奶过才安心些。今天和前任亲家讨论孩子们的事，亲家居然说孩子们的事让孩子们自己定。怎能由着他们年轻人呢？几句话不和就离婚，我的小孙子以后就没有完整的家了，这会给他带来多大伤害呀，他才2岁……”

“唉……”又是无数次叹气。

静秋打开床头灯，习惯性地闻了闻床头的风油精，再用手指在太阳穴抹了些。她翻身起床，想去老母亲的房间看看需不需要给她掖掖被子。93岁高寿的老母亲特别容易被惊醒，稍有点声音就会被吵醒。她脱下软底棉麻拖鞋提在手上，蹑手蹑脚地来到二楼母亲的房间。

“啊？”静秋愣了足足一两秒……借着窗外的月光，突然看到空荡荡的床和床上叠得整整齐齐的被子，她才想起母亲一年前已经离去的事实。

现在这大房子里常常只有静秋一个人住，儿子儿媳没离婚的时候，还住在家里，虽然他们以前常常半夜才回家。现在他们离婚了，儿子更少回家了。

“唉！”静秋麻木地放下手里提着的软底拖鞋，坐在母亲床旁的椅子上，看着空空的床，上面仿佛还有些母亲的味道。

坐了不知多久，她才回到自己的房间，任凭头发散乱在肩头，昂贵的真丝睡衣如细腻的皮肤一样贴着身体，她却一点都感受不到它的存在，不知从什么时候起，她的身体也变得麻木了。

“已经记不清和孩子父亲是什么时候离婚的了，我一个人，就这样常常在半夜醒来，或者整夜睡不着，一直坐着。就这样，一直坐在书桌前等待着天亮。天亮了，我才有理由去自己的公司……”

案例分析：静秋是位职场女强人，却被睡眠障碍困扰，优渥生活的背后是孤独、空虚、焦虑和抑郁，内心长期积压的负面情绪或对负性事件的反复思考导致她半夜睡不着。解决的要点是训练大脑注意力。

案例 2

小时候，我和神经衰弱的母亲睡在一张床上，我爬上床、挠痒、翻身、清嗓子，都会惊醒她。随后迎来的便是母亲的一通暴打，这使我不得不在燥热、黏腻和蚊虫的侵扰中，保持同一个姿势直到入睡。

我不知道你们的睡前故事是什么，我给自己讲刘胡兰的故事。就这样，时刻害怕惊醒神经衰弱的母亲的我，患上了比母亲还要严重的神经衰弱，睡觉时不能有声音，不能有光，不能有一丝一毫的震动，甚至隔壁邻居家的电视、静音的电脑，都能以一种奇妙的波频输入我的大脑中。打个比方，我站在楼道里，谁家熊孩子关着声音偷看电视，我都一清二楚。

案例分析：神经衰弱患者常常因为睡不着或睡不好而影响家庭的正常生活，会出现情绪烦躁、对外界刺激异常敏感等症状。如何调节神经衰弱引起的睡眠障碍呢？一种有效的方法是调整注意力的广度。

案例 3

在失眠这件事上，我已病入膏肓，自觉已无可救药。

最开始，黑夜是找不到出处的牢笼，我做困兽之斗。

1 点、2 点、3 点、4 点……时间一分一秒逝去，我默默数着今天还能睡 7 小时，5 小时，3 小时……每过 10 分钟看一下手机时间，每过半小时从床上坐起来捶一遍桌子，每过 1 小时就想找朋友吐槽一番。

脑袋里的画面不断切换，像高速播放的影碟，各种画面在脑中闪过：昨晚的肥牛饭里有点洋葱，生花椰菜只有一颗；地铁广告灯箱里的宣传语又换新的了——“世界在悄悄惩罚不改变的人”；还有那些在购物车躺了好久的小裙子……嘴唇和嗓子变得干渴，脑袋发晕，起身时头重脚轻，觉得自己奄奄一息。身体明明在抗议，然而思绪清晰、双目炯炯，不肯合作。

就这样，一个不眠之夜又过去了，我被 7 点的闹钟唤醒，照照镜子，眼神无光，满脸干瘪，仿佛一片枯透的树叶。那时我以为失眠的惨淡足以摧毁一个人，或把一个温厚的人变得暴虐厌世。

案例分析：长时间有睡眠障碍的人不能自主地切换神经系统的兴奋与抑制状态，大脑资源经常不受控制地被一些微不足道，甚至是不切实际的记忆碎片占据。患者常常因为睡眠不足而看起来古怪暴躁，解开这个困局的关键是训练注意力。

正在看这本书的你要知道，世界上并不是只有你才失眠，你不是一个人在“战斗”。所以不要怕，失眠虽是病，但能治就要不了命。这一章主要是教你如何通过提高注意力的方法来治疗失眠。

注意力与睡眠

以上几个真实失眠案例中的主人公为什么都睡不着？

全是因为想太多！注意力涣散！为什么注意力涣散也会导致失眠？

注意力是一种具有主动性的、把关注点聚焦在某一对象上的心理活动能力。它是记忆力、观察力、想象力、思维力的预备状态，所以注意力被人们称为心灵的门户。

注意力的好坏常常会影响孩子的学习能力、成人的工作效率、在复杂信息中筛选有效信息的能力、恢复良好心态的能力以及睡眠质量。你一定觉得很惊讶，注意力好不好，还能影响睡眠质量？没错，睡眠不好，与你的注意力密切相关！

我曾经也深受严重失眠的困扰，于是去找一位治疗精神疾病的权威专家咨询。在了解我的情况后，他对我说：“慢慢地你变得聪明了，就可以解决失眠的困扰了。”

我当时觉得很奇怪，失眠和不聪明有关系吗？难道我笨吗？我智商不低呀。于是我慢慢地琢磨这句话。当有一天我彻底解决了睡眠问题的时候，我才发现，失眠虽然似乎和笨没关系，但不失眠的人自有他们的智慧，一种睡觉的智慧。

要想获得这种智慧，很重要的一点是先得让注意力集中起来。

但是，大家有没有觉得，现在不管是成年人，还是小孩子，注意力都变得越来越难以集中。为什么会这样呢？一个重要原因就是大脑信息过载。

大脑信息过载

在我们所处的时代，互联网每天都将海量信息“灌入”我们的大脑，这么多信息怎么看都不够。信息就像流水一样不断涌过来，你站在岸边拿个盆去接水，总想多接一点，生怕自己错过了什么，所以人们上网的时间越来越长。摄取如此多信息，大脑能消化吗？

曾经的圣贤，如孔子、孟子、老子等，他们一辈子所能获取的信息量总和都没有我们现在一个人一天从互联网获得的信息量大，可怕吗？事实就是这么可怕。2003 年谷歌的老板在开董事会时说：“你知道吗？我们谷歌这两天产生的信息量超过了之前人类文明生产信息的总和。”

如果我们的大脑无法处理这么多信息，那会怎么样呢？大脑白天消化不了那么多信息，晚上就得“加班”——你睡着后，大脑后台还在继续工作，我们之所以比过去睡眠更差、更浅、更不安稳，正是因为我们大脑的负荷太重了！

所以我认为，当今时代最紧要的不是做时间管理，而是要做信息管理，每天一定要把控自己摄入的信息量，别一股脑地往自己的大脑里面装东西，装多了就处理不了。最终的结果就是你的大脑越来越卡，睡眠质量越来越差。

调整注意力广度

在我们的大脑“总部”当中，有两个“部门”负责注意力，一个是额叶，一个是顶叶。这两个“部门”，一个负责观察注意力，一个负责维持注意力。以开车为例，当我们的注意力集中在一个恰到好处的范围时，我们就会把车开得非常好，不会打盹，更不会睡觉，很安全。但是，如果我们把注意力的范围控制得再狭窄一点，也就是将注意力范围缩小到比平时开车时的注意力范围还要小的程度，甚至缩小到一个点的时候，我们就会睡着。这也是有时大家在认真听课，听着听着就睡着了的原因，是因为注意力范围变狭窄了。这样看来，睡眠和清醒其实只有一线之隔。

我们心理治疗师给人做催眠也是在运用注意力狭窄理论。我们会拿一个水晶球、一块手表或者一支钢笔，在来访者的眼前晃来晃去，目的就是让他的目光集中在水晶球、手表或者钢笔上，等注意力变集中后，就可以施加暗示语了。

人的注意力调整特别微妙，重点是在范围尺度上。因此，注意力既和我们的睡眠有关系，又和专心致志地工作有关系。如果能够把注意力管理得非常好，我们既可以非常轻松地让自己进入注意力高度集中的状态，保持很高的工作、学习效率，又可以提升让自己轻易入睡的能力。

心理旋转

解决失眠困扰首先要解决的一个问题就是，让大脑中负责理性和情感的“小人”达成一致。当他们俩都同意你睡觉了，你才能睡着。

做睡眠练习，就是让我们学会安抚自己的大脑，有时候还要欺骗自己的大脑。

你的大脑的理性中枢会负责一些非常精确的计算、决策、计划功能。有些人睡不着觉的时候，会拼命地想事情。比如明天我要干什么，后天我要干什么，我这一生要干什么，有好多具体的事情。当你的大脑在如此兴奋地计算时，大脑的理性中枢，特别是前额叶就开始拼命工作。此时，即使你的情感中枢想睡觉，但理性中枢不想睡觉，你也睡不着。

有一类训练方法叫作“心理旋转”，通过做某些特定任务迅速占据大脑前额叶的“内存”，让它不能再执行非常理性、细致、精确的计划和计算功能。此时，如果情感中枢想睡觉，我们就可以睡着了。

有些人睡不着觉是因为他们的理性中枢不想睡，另外一些人睡不着觉是因为他们的情感中枢不想睡。所以过度兴奋的情感和理性中枢，我们要分别去安慰，两个都安慰好了，我们才能睡好觉。这就是睡眠必要的智慧和知识。

优质注意力助眠法

当你给自己设定了一个要自觉提高自己专注力的目标时，你会发现，在非常短的时间内，集中注意力的能力就能有迅速的发展和变化。一旦进入状态，你能够不受干扰。这是非常重要的。

比如，当我们准备睡觉的时候，不要想着快速睡着，把注意力集中到自己的身体神阙（肚脐）的位置，再以肚脐为中心画一个圆。我们的意识好像一个红点，顺着圆边一圈一圈地慢慢滑动。这个圆一圈圈扩大，一圈圈增加。到了无限大的时候，再一圈圈缩小，一圈圈减少。随着画圆时间的延续，注意力集中的时间也在延长，大脑皮层对其他刺激就会置若罔闻，这时你也就有了困意，会慢慢进入睡眠状态。

我们还可以用香气来辅助训练注意力，比如用果香气味，吸引注意力助眠。睡觉前，在室内放一些水果，最好把这些水果放在离床近的地方，越近越好。那些水果会散发出清香扑鼻的气味，特别是柠檬、柚子等，它们的气味可以帮助你快速进入睡眠状态。

当你累了一天，平躺在床上，注意力自然就集中到那些水果散发的清香味道上，白天的一切愉快或烦恼都会被水果的清香气味替代。你专注地呼吸、专注地品味、专注地享受。由于注意力都集中在水果香味上，接下来，你就会变得呼吸平缓、情绪恬静、全身舒服，很快进入睡眠状态。

当然，禅宗打坐入静方法、道教意守丹田法、太极运球法，等等，都是提升注意力的有效方法。

除了以上方法之外，下面再给大家详细介绍几种有效提升注意力，有助于快速入眠的方法，由易到难，层层递进，让你的睡眠越来越好。

呼吸法

在全人类范围内，无论什么宗教、族群，人们都有属于自己的一套呼吸方法。这些呼吸方法毫无例外，都是一种吸引自身注意力的方法。

为什么呼吸的时候一会儿要腹式呼吸，一会儿又要用单只鼻孔来呼吸，这不是很奇怪吗？一定要这样呼吸才能睡着觉吗？其实，呼吸法训练的不是呼吸，而是注意力。当你被一个复杂的呼吸方式吸引住时，还能有机会去想那些乱七八糟的事情吗？当然没有！

凑10呼吸法

经过多次试验，我发明了一种通过呼吸来吸引注意力的方法，这个方法叫作凑10呼吸法。其实就是把吸气数和呼气数做加法运算，其原理就是要让特定的数字加到一起必须等于10，通过特定的要求，极大地吸引你的注意力，注意力集中了，自然就会入睡。

★引导语★

首先吸气，吸气时默数“1”；然后呼气，呼气时默数“1、2、3……9”，坚持吐9下。

猛吸气，吸气时默数“1、2”；呼气，呼气时默数“1、2、3……8”，坚持吐8下。

再次猛吸气，吸气时默数“1、2、3”；呼气，呼气时默数“1、2、3……7”，坚持吐7下。

继续猛吸气，吸气时默数“1、2、3、4”；呼气，呼气时默数“1、2、3……6”，坚持吐6下。

呼吸时要计算呼气次数和吸气次数相加是否等于10。接下来，第五次是5（吸气）+5（呼气）=10，第六次是6（吸气）+4（呼气）=10，第七次是7（吸气）+3（呼气）=10，第八次是8（吸气）+2（呼气）=10，第九次是9（吸气）+1（呼气）=10。

如此，刚好做了一个循环。这个循环结束之后，你就会发现自己已经很想入睡了，甚至还有很多人做着做着就已经睡着了。凑10呼吸法成功地吸引了我们的注意力。

登高望海尽情呼吸法

登高望海尽情呼吸法是一种在想象中呼吸的方法，这种方法也能吸引我们的注意力。

★引导语★

现在，请你闭上眼睛，想象自己站在一个很高的山顶上或者海边，你正在大口大口地呼吸。由于这两类地方的空气中蕴含着大量的负氧离子，而负氧离子也正是能帮助我们轻易入睡并深度入睡的东西。

这个时候，你会感到神清气爽，似乎一切尽在你的掌握之中。此时此刻，当你能非常顺畅地呼吸时，你的身体就会通畅了。

想象法

晒太阳

太阳为我们的地球带来了无限的生机，它是一个可以用来激发我们想象的事物，而且很安全。当我们的注意力集中在太阳的光点上时，就会让注意力很好地集中，从而能够轻松入睡。

你可能疑惑了：晚上要到哪里去找太阳晒？

现在，我教大家一个通过“晚上晒太阳”来睡着觉的方法。

我们首先要用右脑的想象力想出一个“太阳”来。当右脑的想象被创造出来的时候，左脑的思维就会停止。当你在大脑中想象出来“太阳”时，大脑就会造梦，随即就会入睡。

★引导语★

请你躺在床上，闭上眼睛，想象自己躺在沙滩上，想象自己正沐浴着不同时段的阳光。根据个人喜好，可以是清晨的阳光，也可以是正午的阳光，或者是傍晚的阳光。此时，你会感觉到阳光缓缓地洒落在你的周围。

现在，想象自己睁开眼睛看着“太阳”（当然，这时你的眼睛要保持闭上的状态），并且朝“太阳”里面看，想象你能够看到太阳里面的黑子；然后，将注意力集中在太阳的光点上。

现在，如果你能够产生以上想象，说明你已经入睡了。

温柔的棉花云

除了想象太阳，想象棉花一样柔软的云朵是另外一个可以用来激发安全感的方法。以下是具体的想象步骤。

第一步：云抱

洗漱后平躺在床上，想象你正躺在一朵棉花般的云中，这朵云被阳光晒过，暖暖的、柔柔的，完全包裹并贴合你的身体。

第二步：云舞

想象这朵温暖的棉花云裹着你，带着你晃晃悠悠、缓缓地、轻轻地降落在一个你喜欢的安全的地方。

第三步：云淡

开始暗示自己：我正在放松下来，我的头放松了，我的颈部放松了，我的肩放松了，我的胳膊放松了，我的胸放松了，我的肚皮放松了，我的臀部放松了，我的腿放松了，我的脚放松了，我好像已经睡着了……

这时如果你只知道自己是活着的，手脚在什么地方已经没感觉，便是真正的放松。

心理旋转法

心理旋转（如图 3-1 所示）是一种生理性训练。当大脑产生心理旋转之后，注意力会高度集中。如果大脑的注意力资源被高度地占用，此时潜意识里的“小人”就没法和你对抗，再加上你的大脑变得昏昏沉沉，多练几次之后你就很容易睡着了。

你有没有感觉，如果有时你有眩晕感，那你就能睡着。现在就教给大家一些主动头“晕”的方法。

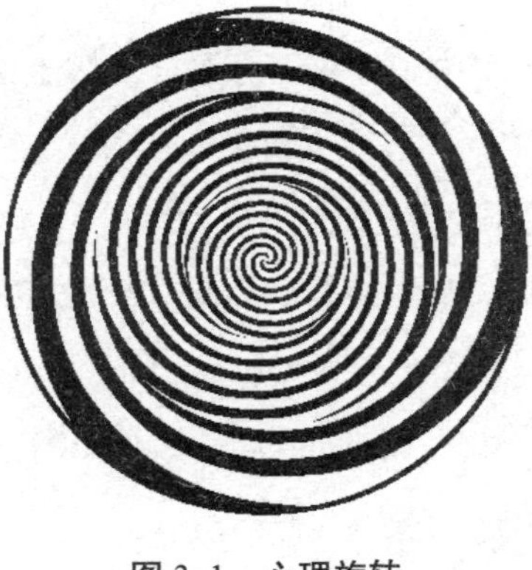

图 3–1　**心理旋转**

旋转木马技术

★引导语★

此刻，你正坐在一个旋转木马上，旋转木马快速地旋转，一圈又一圈地旋转，一圈又一圈地旋转，一圈又一圈地旋转……

转着转着，你的头脑是不是会晕？记住，人的大脑非常奇怪，一旦感觉到我们出现眩晕感时，大脑就会开始关闭那些你之前认为很重要的事情。

这个时候你才意识到："哎哟，看来我的大脑已经不行了！现在不能担心太多东西了，那些事儿先放放，一会再说吧！"现在你的大脑已经开始眩晕了，眩晕之后休息一会儿。此时你就很容易入眠。

一旦掌握了这种心理旋转技巧，你只要躺在床上，做几次心理旋转，很快就会进入一种无知无觉的状态，从而快速进入睡眠。我们的大脑一旦产生这种眩晕感，就会分泌多种神经递质，这些神经递质都能够促眠。

旋转椅子技术

使用这种训练方法时，你可以想象一把椅子在快速旋转（慢慢旋转也行），也可以想象你坐在一把椅子上旋转。

刚一开始，先练习慢旋转，因为你没有做过这个心理旋转练习，可能还不知道怎么做旋转。所以先一点点适应，先做慢旋转。

等你学会慢旋转练习后，要反复练习。适应后，继续做快速旋转练习。在快速旋转的时候，我们的大脑会眩晕得更快。

快速心理旋转可能会导致你的大脑眩晕，然后产生睡眠感。但你可能会睡一会儿后，又会醒来。醒来之后你再做这个练习，又能入睡了。所以刚开始大家做训练时会反复睡着、反复醒来。如果你反复醒来，不要害怕，因为反复练习后你又能反复睡着，多次练习之后大脑最终会“认账”的。

练习作业

王阳明先生说“知行合一”。能不能真正摆脱睡眠问题、拥有优质睡眠，关键在于练习。就如同你想练出马甲线，只看方法、不做训练，马甲线永远只会长在别人身上。

以下是一位失眠多年的地产销售总监使用以上睡眠技巧后的真实感受和体验。

我是一家知名地产公司的销售总监，日常销售工作业绩压力极大：为了确定销售方案，包括我在内的公司管理层经常通宵达旦地开会，反复讨论、反复推翻、反复改进……一个又一个这样的“爆肝晚会”使我的睡眠越来越差，即使不熬夜，我也睡不着，以前如婴儿般的睡眠早已离我远去。

在得知前同事猝死之后，我终于鼓起勇气走进心理咨询室。我的心理咨询师教给我若干的方法，我一一试用，有几个对我特别奏效。一个是心理旋转法，一个是“温柔的棉花云”。

当我使用心理旋转法助眠时，我就想象自己像小时候在儿童乐园里坐旋转木马一样，越转越快，越转越快……不一会我就感觉头晕了，然后还没来得及下马，就呼呼地睡过去了。

而当我使用“温柔的棉花云”这种想象方法时，我仿佛感觉自己置身于被太阳晒过的被褥中，柔柔暖暖，很安宁、很温柔。正是这种安宁、温柔和温暖，让我能很快入睡，并且在第二天早上醒来时，也不再有以前那种疲乏的感觉。

下面，记录下你的训练过程吧！

作业 1. 写下你的训练目标。

作业 2. 一觉醒来后，记录下你的训练感受。

作业 3. 在朋友圈里分享你的训练收获吧！

第4章

远离安眠药：重塑信念助眠

训练目标：通过重塑信念，快速入眠

失眠案例：上帝啊，给我一颗永远有效的睡眠药吧

案例 1

我今年38岁，是公司老板，因失眠而焦虑不安、烦恼异常。在我的公司起步时，我的失眠很严重，整天都在脑子里筹划各种问题：资金方面的、技术方面的、招工方面的、管理方面的……那会儿我曾经连续3天没合眼，白天还要高强度地工作、奔走，晚上回家觉得累得要命，可一躺在床上，还是无法入眠。失眠的时候，也是身体最崩溃的时候，越是睡不着，身体反应越大，比如常出现肠胃问题。

靠着我的努力奋斗，现在公司效益可观。可是我的失

眠非但没有随之好转，反而逐渐加重。无奈之下，我给妈妈打电话求安慰，可是妈妈因为心疼我，反而狠狠地数落我、训斥我："这么累干脆把公司关了，回老家吧。"

但是我不甘心，我必须要战胜失眠，寻找治疗失眠的有效方法。我想过各种办法入睡，如喝热牛奶、闻薰衣草、吃安眠药。安眠药的效果是最好的，但让人害怕的是，刚开始我只用吃一颗药，在那段日子能睡得很好，往后药效渐消，就需要两颗，再后来需要三颗。过多的药物让我在第二天变得昏沉，反应很慢，记不起来很多事。上班没精神、乏力、皮肤暗沉，皱纹已经慢慢爬上了脸。

案例分析：奋力拼搏的创业者，常因为工作强度和压力过大而精神紧张，长期被失眠困扰。解决这种睡眠障碍的关键在于调整超负荷运转的大脑。本章的训练重点是教你如何给大脑植入睡眠的信念，让你能随时随地补觉充电。

案例 2

我叫失魂（化名），女，36 岁，公司职员。不知道从什么时候起，我开始失眠。不管多想睡觉，就是睡不着，意识清醒得让人沮丧。因为睡眠问题，整个人看起来就是一个十足的黄脸婆，黑眼圈和熊猫宝宝有得一比。因为睡不好，我也完全没有精力做运动。大学时我的身材不比模特差，现在身材严重走形，都不敢照镜子。

一个朋友说可以去看看中医，调理调理，说不定会有效果。中医说，失眠和肝脏有关系，这有点颠覆了我的原有观念。于是我用百度查阅了很多资料，原来失眠和肝脏的关系如此紧密。肝不好，除了失眠，还会引起很多疾病，是该好好养肝了。用中药调养了一段时间后，刚开始还不错，可时间长了，好像又没效果了。

有朋友说，多吃草莓、橘子能补充维生素C；也有朋友说应该多吃枸杞、苦瓜；还有朋友推荐保健品……这些我都试了个遍，没一个有用。

案例分析：生活中，很多人可能会因为学业、职场压力或某类生活事件陷入一时的困境，继而引发睡眠障碍。为了减少失眠的痛苦，他们很可能会直接寻求药物帮助，但长期使用却会导致药物依赖或失效，如何从根本上解决这个棘手的问题呢？重要的是，你需要有正确的睡眠信念。

重塑睡眠的信念系统

我们很多人在遭遇失眠时，首先想要选择的就是“捷径”，但所谓捷径往往是最绕远的道路。很多人会选择吃安眠药、褪黑素，或者练一个在网上查到的助眠秘技，甚至有人会想：“看完这本书我是不是就可以睡着了？”但事实是，解决睡眠问题，没有一劳永逸的“万能药”。

要想解决失眠，药物只能起到暂时作用，要想从根源上解决问题，需要重新修正我们的信念系统，从“心”开始解决失眠问题。如果一个人能够解决睡眠信念的问题，不管身处什么样的环境，都能睡着觉。

那么，先让我们来了解一下信念系统吧。

信念系统是什么

信念系统是我们在面对事物时，固有的一套认知思维路径，这套习以为常的路径会把我们引向既定的方向。拥有积极的信念系统，是成功的主要因素。信念系统通常包括认知模式和价值观念。

认知模式，是指我们认为事情应该的样子，是主观的。价值观念是我们判断事物是非对错，是否有价值、有意义的基本观念，将指导我们的行为和态度——做或不做、赞成或不赞成。

我们可以从一个人的言行当中，清楚地看到一个人的认知模式、价值观念以及两者的相互作用。由于信念系统是在个人成长和社会实践的过程中经由生活体验而形成的，我们不断地有新的生活经历和体验体悟，所以信念系统会不断变化。信念系统形成的途径通常有以下几类：

- 一手经验：亲身经历事件和感受；
- 二手经验：看到或听到的人、事、经过、结果以及亲人的告诫等；
- 自我总结：对亲身经历事件进行总结而形成的经验教训。

如何拥有良好的信念系统

个体拥有良好的信念系统，是人生幸福的基石，是事业成功的主要因素。

我们一般可以通过以下方法来使自己拥有良好的信念系统。

通过学习，升级信念系统

随着年龄的增长，遇到某种新情况时，以前的信念可能就不管用了，需要有新的信念去支持行动。此时我们需要总结信念系统形成的途径，需要升级自己的信念系统，以适应新的环境，处理新的情况。

认识到自己的某些信念是非理性、不健康的

在日常生活中，不健康的信念有以下表现：

- 绝对化要求；
- 过分概括化；
- 认为（自己、他人、世界）糟糕至极。

为了拥有健康的信念，你可以尝试写下对自己、对他人，甚至对世界的一系列信念，然后在其中寻找是否有以上三种不健康的信念。如果没有，你的信念就是健康的；如果有，请尝试主动调整。

敢于反驳旧信念，建立新信念

记住，这个世界上没有什么是绝对的，是一成不变的。如果你已经发现自己有一些信念根深蒂固，不可动摇，并且对你的生活造成了某些负面影响，而自己又无力改变，则可以寻求心理咨询师或心理医生来帮助自己查找分析旧信念，建构新的信念，即修正我们的信念系统。

修正信念系统

我们说的话往往反映出我们内心中，即潜意识中的想法。

当一个人说“我会不断努力去克服困难”或者“我决心去排除障碍”之类的话时，从表面上看，他很积极，我们或许会嘉许这个人。其实，这个人会活得很辛苦，往往不能成功，却不知为什么。他的话已经清楚地显示出来：只有不断地制造困难，才能让他做到“不断努力去克服困难”。他要常常制造障碍，才能证明自己“决心去排除障碍”。

为了让自己的潜意识引导自己拥有更舒畅、更惬意的人生，避免给自己下达这类“保证辛苦”的指令，我们可以把句子改为：“我会努力达到目标”“我决心去争取成功”。

正如我们前面所说，一个人出生的时候是没有信念系统的，所有的信念、价值观和规则都是在成长过程中经由生活体验而产生的，一个人永远都会有新的生活体验，所以一个人的信念系统是在不断变化的，性格也是可以改变的。

既然信念是后天建立的，当然就可以修改，可以重建。

所谓信念重建，就是根据一定的理论和方法对信念从结构上、形式上和内容上进行重新构建、组合：定义、扩展、更新信念的内涵和外延，架构信念的框架模型，修改信念的表达方式，替换表达信念的语言文字，从而让正面积极的信念更强大、更有效，让负面的限制性信念被替换或者降低影响力。

信念重建的方法一般包括下面几个步骤：

- 觉察自己捕捉到的信念出现在哪里，是什么，并把捕捉到的信念列表记录；
- 思考捕捉到的信念属于哪个层次、哪个方面、哪个类别，都有哪些区别；

- 思考捕捉到的信念对自己的意义；
- 思考捕捉到的信念是否需要修正重建；
- 对需要修正的信念进行修正；
- 不断刻意强化所有捕捉到和修改过的信念，让那些被明确的信念成为你生活的指南。

我们可以把所有自己捕捉到和修正过的信念集合进行整理、归类、合并，建构模型，进行体系化设计；让它们各安其位，形成有序的信念系统，并定期对所有信念进行检视和更新。

经过信念的修正和重建，我们基本上会有一个比较积极、正面的信念集合，而且会发现不同信念之间也往往有内在联系。其中，有些信念之间会互相矛盾，形成内耗。这些不和谐的信念，使我们在需要做出选择时显得无所适从、前后矛盾，而和谐的信念会让我们特别有信心和掌控感。

人生其实就是一个不断自我暗示的过程，我们要让潜意识发挥真正的作用，重塑我们的信念系统。

破除药物依赖

有些人一遇到失眠的问题，就想用药物解决，更有甚者认为药物就是唯一有效的方法，这就是典型的限制性信念。我们完全不需要依赖任何外界合成的药物，我们真正需要的是树立一个信念——自己的身体有本事调整好睡眠！

药物依赖是药物长期与机体相互作用，使机体在生理机能、生化过程或形态学等方面发生特异性、代偿性和适应性的改变。对药物的依赖可以分为精神性依赖和躯体性依赖，停止用药可导致机体的不适或心理上的渴求。但这个概念是在20世纪60年代逐渐形成的，在此之前，人们所说的成瘾性只指躯体依赖性，而精神依赖性被称为习惯性。

精神性依赖是指不管药物的作用和后果，单纯在精神上需要药物，并觉得需要持续用药。

躯体性依赖是指在断药时产生躯体症状（即戒断症状），其表现恰与药物的药理作用相反。

不论是何种依赖，长期用药都可能会导致营养不良、代谢障碍、慢性中毒和机体抵抗力削弱等后果，甚至因为生理功能的变化而导致人格改变，如失去进取心、责任感道德感降低，出现反社会行为等。

有些人说："我就用褪黑素，不行吗？"事实上很多这样合成的药物远不如大脑自己生产的能让我们睡觉的物质有效。我们之所以最好不借助外在药物，还有一个原因：一旦你开始借助药物，大脑里的一些系统就会"罢工"。大脑会想："你居然开始用药物调节了，那就意味着你不需要我来调节了。既然你不需要我调节，我就不干活了。"

出现这种情况就很麻烦，因为大脑以后可能不再为你产生及分泌各种助眠的激素了。如果一直维持这种状态，大脑的睡眠功能反而会更加退化。一个人如果不断地依靠药物，最后这个人会处于更加警醒的状态。一开始一颗、两颗，后来三颗、四颗，药物的剂量不停地增加，所以这是条不归路。

重建睡眠的信念系统

大多数人对睡眠都有认知上的误区，而绝大多数的失眠都是由错误认知导致的。解决掉这些认知上的误区就能够帮助人们解决大部分的失眠问题；或者说，只要在认知上发生改变，有关睡眠的信念就会发生变化。这些信念上的变化能使睡眠问题得到很大的改善。

要想睡个好觉，我们首先需要在大脑里新建一个信念系统，这将是我们大脑里最高的法律、法则：

“天不大，地不大，睡觉最大。”

你会说：“我知道啊，没有用！”为什么会这样呢？心理学认为，人的大脑并非“由一个人控制的”，而是“好几个人”在通力协作，就像一部叫作《头脑特工队》的动画片中展现的那样，有五个“小人”在交替地控制人们的大脑。这部动画片的制作团队请了心理学专家做顾问，展现了大脑真实工作时的模式。

我们的大脑里有不同的部分在控制和操纵我们的行为。这些不同的部分，都想获得大脑的控制权。所以有的时候你的意识“想睡着”，但大脑中的另一部分却“不想睡”，我们把这些“不想睡”的部分叫作潜意识。潜意识为什么有的时候“不想睡着”呢？我读书的时候就经历过类似的情况，第二天有研究生英语考试，我半夜醒来就睡不着了。明明知道必须要好好睡觉，第二天才能精力充沛地应对考试，但我就是无法再次入睡，这是因为潜意识在“替我焦虑、替我担心”。我虽然很想睡着，但是潜意识却说：“不要睡、不要睡，赶快起来学习，还没学完呢！”正是因为我在潜意识中存在对于考试的焦虑，而我在当时并没有很好地处理这些焦虑，所以我的潜意识只能不断提醒我“不能睡”。

遇到这种情况怎么办？我们只需要给我们的潜意识灌输一种它“愿意听取并信以为真”的信念。通过信念的输入，把潜意识“哄睡着了”，我们才能睡着。也就是说，我们要“诱骗”自己的潜意识，并让它相信“自己可以安心地睡觉了”。

重塑信念助眠法

下面，我来介绍几个与重塑信念系统相关的助眠方法。

信念植入：“天不大，地不大，睡觉最大”

当今这个时代，人们有时候不一定有整块的时间睡觉。很多时候我们就得见缝插针地利用 10 分钟的时间打个盹儿，只有具有这种能力，才能应付当今这个快节奏的时代，才能进行快速的思维切换、抵御信息轰炸。

也正因为如此，成人切换大脑兴奋和抑制状态的能力大大下降了，所以睡醒之后大脑活性不足，也不够兴奋；要睡的时候，大脑抑制能力又不行，所以就睡不好。

在每天的不同时间段，我们做事情的重点不一样。在白天上班的时候工作最重要，在晚上睡觉的时候睡觉最重要。每天睡觉前，你可以对自己反复进行自我暗示，即“天不大，地不大，睡觉最大”。当你明白这个原理后，就可以开始训练“睡眠开关”，拥有随时随地睡的能力。

首先，要做好训练前的准备。找一个早上或中午刚刚醒来的时间，立刻开始睡眠训练，这是你最兴奋的时刻。你需要躺在床上，或者靠在一个舒服的地方，只要身体舒服、放松就行。

其次，选择训练时长。5 分钟、10 分钟或者 30 分钟都可以，根据你的具体情况灵活安排，也可循序渐进。

最后，开始具体的训练。下面我介绍一下训练步骤。

第一步

开始向大脑植入“天不大，地不大，睡觉最大”的信念。

第二步

在 5 分钟、10 分钟或者 30 分钟内反复植入“天不大，地不大，睡觉最大”的信念，并不断强化练习。

第三步

让自己突然很快兴奋起来，也就是做一些运动，比如俯卧撑或者快速的运动。

第四步

稍微平静一下，然后再立即让自己躺下，或者靠在一个地方，让自己的大脑立即又转入抑制状态，继续植入“天不大，地不大，睡觉最大”的信念。反复切换多次之后，你的大脑就开始进入一种可以自行切换睡眠–觉醒模式的状态——自如地控制自己何时入睡、何时清醒。

低音哼鸣：找到力量，“我的梦我做主”

正如爱因斯坦所说，“由百折不挠的信念所支持的人的意志，比那些似乎无敌的物质力量具有更大的威力”。你的信念决定了你会对特定的环境和事物产生什么样的情绪和欲望。当你的欲望强烈到你必须付出更多的“信心”时，你才会慢慢拥有“必胜的信念”。

为了让大家建立“我的梦我做主”的信念，下面再介绍一个训练睡眠的方法。这个练习的目的就是让人获得更强大的力量感，这种强大的力量感，实际上源于一种基本的动物训练。在动物世界里，特别强悍的动物都有一个特点：它们发出的声音都是低八度的。像老虎、狮子这些强悍的动物，其声音往往是低八度的，这样才能起到威慑作用；而声音高八度的往往是弱小的动物，比如小鸟，“叽叽喳喳”的声音很小、很尖。后来人们发现，人类也是这样的，人和人之间交流的时候，谁的声音低八度，谁就会让别人觉得他有威严；如果你的声音比别人高，就会让人觉得你似乎“嫩了一点”。

现在，我们学习如何找到这种力量感。当你跟着音乐一边低音哼鸣，一边放松喉部时，我们的大脑会产生共振，这种共振又能够进一步放松你的大脑。低音哼鸣“嗯……啊呜”，然后慢慢放松你的喉部，感觉你的喉部在振动。在喉部振动的时候，想象你的整个大脑都在一起共振，有发麻的感觉。

接下来，我们就在音乐背景下，做低音哼鸣，并在这种状态下试着让自己去感受安宁和稳定。

★引导语★

闭上双眼，听着音乐跟着它一起低音哼鸣。发出低音哼鸣，放松你的喉部，感觉喉部的振动，麻麻的，想象你的大脑也在一起产生共振，让大脑放松下来。此时你是强壮的，你是强大的，你的一切是由自己做主的。

这一训练的目的是让你重新感受“自己拥有强大身体”的体验。记住，当你下次构建梦境时，当你因为有很多事要做而担心、焦虑时，当你头脑中有很多念头涌现时，请在心里反复练习并记住：我的梦境我做主！然后发出低沉的声音。你将不断变得强大。

“八面埋伏”：音乐价值观澄清

本方法是作者原创的音乐治疗技术。首先，你需要用一张 A4 纸折一个扇子，将纸对折三次，打开之后是八个小扇页。然后，你需要在八个扇页上分别写上八个最让你困扰的人或事。做完之后再看下面的练习步骤。

第一步

你刚才已经在扇页上写了八个令你困扰的人或事。接下来，你需要做的第一件事就是，从中选出一个你可以放下的、可以抛弃的人或事，选好之后把它撕下来。

请你用心地选择，好好地斟酌，撕完之后，你的扇页现在应该有七个。

第二步

把刚才剩下的七个扇页再看一遍，在这些令你困扰的人或事中，选出两个可以抛弃、可以放下的。记住是选两个，再仔细斟酌一遍，选定后放手！

选好之后把这两个代表你可以抛下的人或事的扇页撕下来，然后再看一下你现在的扇页，应该还有五个。

第三步

在这五个扇页里面，你要从中选出三个你可以放弃或者抛下的人或事，这下是不是有点难度呢？

给自己点时间，仔细、慢慢地斟酌一下，选出三个扇页，然后把它们撕下来。这一次你再检查一下撕完之后还剩几个扇页呢？应该还剩两个，对不对？看看最后让你不愿意抛下的两个令你困扰的人或事都是什么，记住你自己的答案。

第四步

接下来，播放一段音乐，这段音乐非常短，只有42秒钟。你需要在这42秒钟干什么呢？闭上眼睛，把你的双手伸出来。当你听到音乐的时候，请按以下引导语来引导自己的想象。

★引导语★

把你的双手伸出来，闭上眼睛，想象一下：天上会掉下来很多珍珠，音乐只有短短的42秒钟，你要在这短短的42秒钟的时间里去接珍珠。过会儿看一看，你一共接住多少颗珍珠？开始。

数一数自己能接住多少颗珍珠，把答案记下来。一会儿我再和你分享接住多少颗珍珠意味着什么。

第五步

现在，请注意把刚才接到的珍珠都捧在手心，然后同样闭上眼睛，开始听这段音乐。

★引导语★

闭上眼睛，把双手伸出来，想象一下你捧着刚才接到的那些珍珠。现在这段音乐持续的时间只有短短的 42 秒。在这段时间里，仔细看一看，如果每一颗珍珠上都写着字，代表着困扰你的人或事，看一看这些人或事都是什么。注意仔细看，只有 42 秒钟的时间……

把你刚才看到的那些令你担心的人或事写出来。写出来之后，再和刚才在扇子上写的八个让你担心的人或事做对比，看看是完全一样还是完全不一样，或是有些不一样？不论答案是什么，你都可以把答案记下来。

第六步

我们即将开始最重要的一步了！接下来还是一样，把你的双手伸出来，想象一下刚才你接到的所有珍珠都捧在你的手心。当持续 42 秒的音乐响起时你要完成一件事情。

★引导语★

当音乐响起的时候，你想象一下这些珍珠从你的指缝往下掉，看看最后会剩下什么？

你手里还剩下几颗珍珠呢？有的人会说：“全掉完了。”有人会说：“我一颗都没掉。”还有人会说：“我剩下几颗。”此时再看一看，你手里剩下的那几颗珍珠上都写着什么（对于哪些令你担心和困扰的人或事，你还是放不下）？

通过这项音乐治疗技术，我们可以不断地澄清，在那些每天让我们焦虑、难以入睡的人或事中，最后有哪些是可以放下的。通过这一过程，最终你会发现人生中对你最重要的是什么。你需要把刚才剩下的、没有掉下去的珍珠上写的人或事记下来。

始终都会有一些让你无法放下的人或事，这些人或事和你最开始用撕扇子的方法筛选出的人或事完全一样吗？有的人是一样的，有的人就不一样。我们怎样看待这一切呢？

请注意，在你刚才撕扇子的时候，最后剩下的两个你不愿意放下的人或事，代表着在理性层面上那些真正令你困扰的人或事。

在音乐第三次响起时，那些没有掉下去的珍珠——此时你仍然无法放下的人或事，代表着在非理性的层面（即感性或直觉层面，抑或是潜意识层面）上那些真正令你困扰的人或事。

当你完成了以上几个练习的流程之后，你最终就能明白是什么一直在持续困扰你。这种持续困扰你的人或事往往构成了压力的来源。而正是这些压力源导致了你的失眠。

找到失眠的原因后，接下来就可以“对症下药”了。

无论如何，请记住一点：方法永远比困难多。结束本章的训练后，让我们记录一下自己的成果吧。

练习作业

训练结束后，我们一起来完成作业吧。

作业 1. 训练前，你相信自己不依赖药物就能睡着吗？

作业 2. 记录你现在的睡眠信念；通过音乐价值观澄清练习，你发现自己最在意的事是什么，最在意的人是谁？

作业 3. 在朋友圈里分享你的训练收获吧！

第 5 章

摆脱情绪失眠之苦：音乐治疗助眠

训练目标：通过音乐呵护情绪，快速入眠

这一章的重点是教给大家一些用音乐助眠的训练方法。我原创的本土化音乐治疗技术在情绪失眠案例中取得了很好的效果。这套方法不是让你简单地听听音乐、放松放松，而是让你在一种被称为“离开眼前的时空”的意识状态中，自由发挥自己的想象力，体验自我生命的美感和内心世界丰富的创造力，使身体和精神深度放松，使被压抑的情绪能够自由地流动。

失眠案例：救命啊，我被幻觉缠住啦

案例 1

我是英子，女，25 岁，幼教老师。新冠肺炎疫情暴发、武汉封城期间，我因过年不能与家人团聚，一个人在武汉，感到孤独、寂寞、恐惧不安。

我生活在一个大家庭，每逢春节，亲人相聚，大家聚在一起聊聊一年来的生活，是我最期待的事。而今年我独自一人，在远离家乡的武汉，不能出门，没有亲戚走动，也没有朋友聚会，感觉很不适应、不自在。在家待了七八天后，我就受不了了。自己做的饭菜一点儿也不合胃口，总想着妈妈做的饭菜的味道。为了驱赶让人窒息的孤独，我开始玩游戏，整夜整夜地玩，大约玩了七八天，我似乎出现了幻觉。扶着窗户的玻璃向外看，看到小区很冷清。只有树木被夜晚的寒风吹得摇来晃去，小草都蜷曲成了一团，还在不住地颤抖。

我拖着疲惫的身体躺在床上，回想着刚刚看到的情境，忍不住眼眶湿润了。我刚想闭眼休息，突然飞来一群怪物，张牙舞爪，铺天盖地。啊！那不是新冠病毒吗？满床都是病毒。顿时，我感觉呼吸困难，胸口痛得厉害，浑身像火烧一般，头疼得厉害。

这是怎么了？难道我得了新冠肺炎了？我急忙拿出体温计量体温，结果只有36.3℃，谢天谢地！可是那以后，我脑海里经常出现染上病毒的画面，甚至还有从医院抬出死人的画面。我感觉到生命正受到极大的威胁，整夜整夜睡不着觉。我才25岁，正是青春年华，好不容易找到了一份自己喜欢的工作，难道我会败在睡眠上吗？我不能倒下，我要好好休息。可是，我越是想睡觉，就越是有精神，一点困意都没有；越是抑制自己的大脑不去乱想，那些恐怖的画面越是更加频繁地出现，我有时候还能清晰地听到患者的呻吟声。

我跟妈妈打视频电话，告诉她最近发生在我身上的事情。没想到，妈妈看到我的黑眼圈，她心疼得哭了。我仿佛看到她也被病毒感染了，正在病痛中挣扎。我关闭了手机屏，痛哭起来。此后我常常彻夜不眠，早上起来头昏脑涨，眼睛红红的，精神状态特别差。我实在无法接受自己这个样子，如果以后经常这样，精神面貌这么差，我还怎么做孩子们的老师呢？如果总是这种精神状态，我这辈子还能做什么？

案例分析：疫情的暴发使案例主人公的生活突然改变，从而产生消极情绪。消极情绪占主导的人在适应新的生活时，往往因为不能及时有效地处理情绪问题，而让自己陷入困境，出现失眠等症状。本章介绍的本土化音乐治疗技术，将教会你如何让自己在音乐中自然而然地解决情绪困扰，从而消除失眠困扰。

案例 2

我叫小军，男，13 岁，初中一年级学生。自从听同学讲了鬼故事之后，我晚上就一直睡不着觉。但是我不敢跟爸爸、妈妈说，害怕他们说我胆小。已经有几个月了，晚上只要一关灯，我就能看见鬼在我的床前站着，样子特别恐怖。所以我晚上睡觉必须开着灯才可以睡，还必须有人陪着。

后来我白天听课没有精神，更没有食欲，面黄肌瘦，实在坚持不住了，无奈跟妈妈说了我的情况。妈妈得知后非常着急，不停地安慰我，还带我去看医生。医生说，故事都是虚构的，世界上根本就没有鬼。他告诉我，我要是不相信有鬼，就不会害怕了，也就不影响我的睡眠了。可是，我越是让大脑不想这些事，脑海里那些鬼的形象就越清晰。我被弄得寝食难安，整夜失眠，学习成绩直线下滑。

我想，照这样下去，我的身体会支撑不住的，总有一天我会倒下去的。哎！谁能救救我呀！

案例分析：近年来，儿童及青少年睡眠障碍的案例越来越多。在临床中，儿童及青少年常常因为学习压力大、被恐吓、玩耍过于兴奋而出现失眠。实践证明，音乐治疗是治疗儿童失眠的一种高效的方法，而且我们发现，经过音乐治疗的儿童在感知力、抗挫能力、注意力等方面都有很大程度的提高。

用音乐治疗情绪失眠

情绪问题导致的失眠

在经济、文化、价值观等社会因素急剧变化的时代，我们所面临的心理问题显得愈来愈突出。社会、家庭等复杂的人际关系、巨大的工作和生活压力，会导致焦虑、沮丧、压抑、无助、自责等多种负面情绪的出现，也是导致焦虑症和抑郁症的常见病因。此外，失去至亲、夫妻分居或离婚、突然失业等也会给人们造成重大的精神刺激。一旦人们感到自身失去了一些很重要的事物，但在内心无法正视丧失，并且失落的情绪不能得到及时排解，就可能引发抑郁症。同时，这些负面情绪变化，也会导致强烈的心理应激反应，令人长夜不眠。

研究显示，失眠和抑郁症有着共同的发病基础或机制，并且二者还可能相互诱发——因失眠而抑郁，因抑郁而失眠。这就要求我们正视睡眠的重要性，加强自我保护意识，学会自我调节与放松，从精神压力中解脱出来，消除焦虑、抑郁情绪，从而不断提高睡眠质量，增强身心健康。

而在缓解负面情绪方面，音乐治疗技术有着独特的作用和很好的效果，下面我们就来简单介绍一下音乐治疗的基本原理和作用。

音乐治疗：疗愈情绪，助人渡岸

音乐治疗是一个系统的干预过程，在这个过程中，治疗师利用音乐体验的各种形式，以及在治疗过程中发展起来的良好的医患关系来帮助治疗者达到康复的目的。

在本土化音乐治疗实践中，我根据中国人的文化心理背景独创了“摆渡”的理念。所谓“摆渡”，顾名思义，就是助人渡岸。摆渡技术，是本土化音乐治疗的核心理念，即利用音乐的发展去实现内心情愫的发展，认识自我的强迫性重复，产生高峰体验，最后随着音乐的摆渡顺序安全着陆，完成一次回归，从而实现一次心灵的摆渡。“摆渡”可以帮助我们的智慧达到彼岸，实现一种脱胎换骨的改变，这就是本土化音乐治疗的意义。

音乐的作用很奇妙。我们曾经用音乐治疗在一个医院做过“临终关怀”的项目——用乐曲给重症患者以及长期卧床不起的患者疗伤。

这背后的理念是：患者看起来患上的是生理疾病，好像与心理问题无关；但事实上，当我们用音乐帮他们把心理状态调节好之后，他们对待事情的看法也会改变，同时身体免疫力可能也会提高。

音乐也可以缓解疼痛，这在很多临床领域都有应用。孕妇分娩的时候常常需要麻醉，由于麻醉可能对胎儿产生一定的不良作用，所以有些国家曾经尝试在产妇分娩时用音乐来替代麻醉。音乐可以分散产妇的注意力，特别是某些特定类型的音乐，可以使产妇对疼痛的忍耐力增强，甚至有时候让产妇在不用麻醉药的情况下也能比较轻松地完成生产过程。

一些常见的慢性疾病，如肠炎、长期胃痉挛等，在患者压力大的时候症状似乎就重一些，在压力小的时候症状好像又轻一些。在这种情况下，如果配合音乐对患者进行推拿按摩，可以增加胃肠的蠕动，进而提高神经系统对这些部位的调节，使全身的经络更加通畅。

为什么音乐能有如此奇妙的效果呢?

这是因为音乐是一种强有力的感觉刺激形式，能够给予人们多重感觉体验。音乐可给人以多种刺激，如听觉刺激、触觉刺激、视觉刺激、动觉刺激。同时，音乐也是一种振动形式，而人体本身就是由许多振动系统构成的，如心脏的跳动、胃肠的蠕动、脑波的波动等，所以当音乐产生的振动与体内器官产生共振时，人体会分泌一种生理活性物质，调节血液流动和神经活动，让人富有活力、朝气蓬勃。

总结起来，音乐可以为人们带来以下四种积极作用。

生理 / 物理作用

音乐可以引起各种生理反应，如血压降低、呼吸减慢等。音乐还可以产生明显的镇痛作用。此外，一些研究发现，音乐可以明显增加体内免疫球蛋白的含量。

人际 / 社会作用

音乐是一种社会性的、非语言交流的艺术形式，音乐活动本身就是一种社会交往活动。音乐治疗师通过组织各种音乐活动，如合唱、乐器演奏、舞蹈等，可以为患者提供一个安全愉快的人际交往环境，让他们逐渐地恢复和保持自己的社会交往能力。

心理 / 情绪作用

音乐对于人的情绪的影响力是巨大的，因此音乐成了音乐心理治疗师手中的有力“武器”。如果一个人的情绪改变了，他对问题的看法也会随之改变。音乐治疗师正是利用音乐对情绪的巨大影响力，通过音乐来改变人的情绪，最终改变人的认知。

审美作用

音乐与人的内心世界的关系最为直接和贴近，音乐纯粹是人类心灵的创造物，并不受客观现实世界的任何束缚，它是人类内心世界的直接外化。人类在音乐中体会到了完全的自由和解放，也就找到了人类灵魂的自由本质。“美是人的本质力量的对象化”，如果一个人体验到了美，他就体验到了自己生命的本质力量。当一个人将创伤体验转化为一种悲剧式的美的体验时，创伤事件所带来的影响最终就会转化为一种非常深刻而又积极的人生体验。

用音乐助眠

通过上面的内容，你已经了解到音乐对于缓解负面情绪的作用，因此对于由情绪问题引起的失眠，音乐治疗技术也是一种非常有效的方法。

提到音乐助眠，大多数人可能会认为一定要听很放松的音乐、很慢的音乐，这样才可以睡着。但根据我们的治疗实践，在很多情况下，仅仅靠放松的音乐，并不能让失眠者轻松入眠。这里的问题是，失眠者失眠的原因往往是大脑过度兴奋和警觉，身体过于紧张，常见的放松音乐不能满足失眠者大脑和身体的急切渴望，所以可能只会让失眠者更加警觉和紧张，更难以入睡。

要解决这一问题，最重要的一点反而是在虚拟情境中满足失眠者内心的急切渴望。渴望被满足后，大脑才愿意从兴奋状态切换到抑制状态，比如聆听节奏很快的音乐反而能够满足我们大脑的兴奋、紧张状态，当你在快速和兴奋的音乐中头脑发晕，一霎间突然放松下来你就可以睡着了。

同样的道理，我们通常认为一个抑郁的人应该听一些欢乐的歌曲，如《喜洋洋》，但并不是这样。在对抑郁症患者进行音乐治疗时，我们应该选择一首和他的情绪状态比较匹配的音乐，要能够让患者与这首音乐产生共情。当他觉得自己的心绪可以被这首音乐所表达的时候，他才会被感动。而音乐的上下起伏能带动抑郁者的情感往上走，使他们的脉象有向上的力量，在这种状态下，抑郁者就会对外界慢慢打开心门、产生正常的兴趣，渐渐地走出抑郁的心灵世界。

此外，在用音乐助眠时还有一个关键点，即“虚拟情境”，就是进入一种离开眼前时空的意识状态。

人脑最大的特点就是念头太多。只要一个念头出来了你就想掐断它，你的内心总是得不到安静；很多人睡不着，就是因为总是为眼前的事情焦虑，很难离开眼前的时空、离开当下。

如果你在物理空间上知道自己在哪里，在精神世界里也知道自己在这一刻，并且正在睡觉，如果你知道这一切，有这种清晰的存在感，那你是睡不着的，这是睡眠最关键的一点。

那么，如何让自己进入离开眼前时空的状态呢？

首先，你不能思考正在睡觉这件事，如果你想着这件事，绝不可能睡着，所以任何时候都要忘记“我正在睡觉”这件事，这是正确的睡眠思维方式里最重要的一点。就像在你听课时，如果你知道自己在听课，就会很认真；如果在听课时走神，神游到其他时空，你很容易就睡着了。你可以把前面介绍的信念练习中的“天不大，地不大，睡觉最大”换成另外一句话：“任何情况下，我都忘记我正在这里睡觉，睡着就是我自己进入另外一个地方、另外的空间、另外的平行世界。”

其次，当我们产生焦虑、总是想到某件事情时，一定要让这件事变得具有超现实感，就是让这件事变得和眼前的现实相反。比如，“我能飞进另外一个世界”就是超现实。

人们要睡着必须要离开当下，活在当下一定睡不着，离开当下才能入睡。所以“活在当下”是在醒着的时候说的，睡着的时候你就离开当下了，如同活在另外一个时空、另外一个平行世界里。因此，暂时离开眼前的时空是入睡的必要元素之一。

助眠音乐的选择

因为导致失眠的因素是多样的，所以在用音乐助眠时选择不同的音乐会有不同的效果。在对失眠者进行音乐治疗时，应根据其不同性格、不同的症状对症选乐，方可取得治疗效果。下面介绍几种选择音乐的小技巧。

- 根据个人对音乐的体悟选择音乐。有人喜欢悲伤的音乐，听悲伤的音乐可以让情绪得到宣泄，内心会更平和一些；而有些人则对积极的音乐更有感触，听到积极的音乐会更放松。

- 根据失眠的原因选择音乐。对于那些因情绪激动、心脾两虚、心肾不交、心肝火旺、肝胆火盛等原因引起的失眠，应选择舒缓的、低沉的音乐治疗失眠，不宜选择高亢激昂或令人激动的音乐，比如打击乐。
- 根据失眠的性质选择音乐。临床实践证明，入睡困难者应选抒情缓慢的独奏曲；浅睡眠者应选慢拍、中拍的轻音乐；易醒的患者应选没有明显节拍的抒情乐。
- 根据不同的性格倾向性选择音乐。性格内向的人，宜听旋律流畅优美、节奏明快、曲调欢乐的乐曲，如《流水》《步步高》《喜洋洋》等；易焦虑的人，宜听旋律清丽高雅、节奏缓慢、情调悠然、风格典雅的乐曲，如《平湖秋月》《雨打芭蕉》《姑苏行》等；易激怒的人，宜听旋律优美、恬静悦耳、节奏婉转的乐曲，如《春江花月夜》《塞上曲》。

音乐助眠法

下面我为大家介绍几个与音乐相关的助眠法。

音乐哼唱训练

当鼻腔与音乐共鸣的时候，身上的很多地方都跟它一起发生共振。在这种共振的情况下，大脑会分泌多巴胺、血清素之类的物质，从而使我们的抑郁状态有所减轻。

做音乐哼唱训练时，要让你的鼻腔和身体持续共振，甚至想象自己感觉到整个大脑的每个细胞都在振动。当你感觉到整个身体和大脑都能“散开”的时候，抑郁的情绪也会随之散开，你会感觉到异常舒服。

★引导语★

- 以你最舒服的姿势做好睡眠准备。
- 当音乐响起的时候，用鼻腔发出跟旋律一样的共鸣。
- 听着音乐，感觉到鼻腔和嘴唇都在振动，头部也在共振，并且慢慢地让这种共振拓展到整个身体。
- 跟着音乐，让你的鼻腔和身体持续共振，甚至想象整个大脑的每个细胞都在振动，大脑的细胞越振越散、越来越放松。
- 你会感觉到自己越来越轻，自己的整个身体越来越散。

音乐唱气训练

按照中医的理论，焦虑者的脉象是“浮上去”的，所以我们要用一首轻快的音乐来迎合其浮上去的脉象（心浮气躁）。因为只有在浮上去的脉象“得到满足”之后，焦虑者的心才能沉下来。

对于抑郁者，则先要满足其“沉下来”的脉象。要想让他的脉象下沉，我们可以用共振的方法。脉象共振会让抑郁的感受慢慢地散开，散开之后再让其脉象进入一种“浮起来”的状态。

伴随着轻快而自由的音乐，用呼吸去“唱”它的曲调。“唱”的时候不要唱出声音，而是“唱出”你的气息。把嘴张到最大，把你的每一口气都吐净。每次都把一口气唱尽，再快速地吸气进去，然后再把气快速地唱尽，让自己在吸气、呼气中反复做切换。

在做练习的过程中，你会发现你的眼角会渗出眼泪。这是一种不自觉的现象，想控制都控制不住，眼泪会自然地从眼角渗出来。而渗出的眼泪，可以帮助我们把平时压抑的情绪自然地释放出来，情绪释放出来之后，你会更容易入睡。

不过，大家在唱气的时候要想象自己在一片大山里面，整天非常自由地欢唱，像小鸟、蝴蝶一样在山间飞翔。

★引导语★

- 以你最舒服的姿势做好睡眠准备。
- 当音乐响起的时候，开始想象自己在一个非常自由的空间里，精神也非常自由，那里有新鲜的空气、泉水、森林，而你飞翔在山间。
- 听着音乐把嘴张到最大，张圆，然后吐气，每口气吐尽后再换一口气。
- 嘴要始终张到最大，不要闭嘴。

音乐摆渡训练

音乐摆渡训练通常可按照以下步骤进行。

第一步

选择一首慢节奏的轻音乐，跟随以下引导语想象。

★引导语★

想象你来到一个神奇又安全的房间，在这个房间里，你会看到很多电子屏幕。所有的屏幕上都闪动着很多画面，每一个画面都是你童年发生过的故事，被你尽收眼底。你很安全、很放松，慢慢地看着你的童年。在一个安全的距离，你看到了童年发生的一切，你继续看，你继续想起这些久违的记忆。

第二步

选择一首舒缓的轻音乐，跟随以下引导语想象。

★引导语★

想象你坐在一辆敞篷车里，车朝着一条不知去向的、长长的公路一路向前开。暖暖的阳光照着你，风也非常温暖，你每向前开一公里路，都会感觉自己更轻松。渐渐地你会发现，你似乎慢慢地进入了一个再也没有任何烦恼的状态，身体异常放松，整个人似乎都可以慢慢地飘起来了，当你越来越轻的时候，你会感觉自己非常舒服。所有的问题都离你非常遥远，而你也渐渐闭上了眼睛，沉睡了……

第三步

与鼓乐产生共振，将焦虑从头部引导至丹田。这一步将伴随四首鼓乐进行。下面我们来听第一首鼓乐。

★引导语★

当鼓点响起，它会和我们的身体产生共振。去仔细感受一下，鼓点和我们身体的哪个部位在共振。

待音乐播放完后，有些人会产生头腔共振，还有些人会产生胸腔共振。在你的胸腔和鼓点产生共振时，如果你感觉不舒服，就说明这首音乐同样引发了你的焦虑。如果我们特别焦虑，会感觉头不舒服，外面有一点声音都忍受不了。当你焦虑到偏头疼的时候，无论是什么声音你都听不下去，甚至连音乐的声音你都听不下去，听到声音都觉得烦！此步练习的目的就是要把鼓乐共振的位置从头部引到胸腔，再从胸腔引到丹田。当我们不焦虑的时候，鼓乐共振就会沉到丹田，这是中国道家养生术“百日筑基”里的方法。

下面我们来听第二首鼓乐。

★引导语★

请你一边听一边感受：鼓的每一次敲击，就像敲在你的丹田里一样。当你这样做的时候，你的心就会慢慢沉下来了，然后身体的焦虑状态、大脑的警觉状态，就会慢慢调整为安静的模式。

听完这首音乐后想一想，刚才你听到音乐的时候，是否可以将鼓乐共振由头部、胸腔转移到丹田？听音乐时，不仅要把鼓乐共振的位置锁定在丹田，还要把注意力也集中在丹田的位置。人的注意力只要一集中，就特别容易入睡。很多人之所以焦虑，就是因为注意力是分散的。现在你需要把注意力聚拢起来，并且聚焦到丹田的位置。如果你每天这样做，坚持一百天，就完成了道家所谓的“百日筑基”，有所“小成”了，也就是说，在这个训练上小有成就了，应该可以解决很多睡眠问题。

下面再来听一首鼓乐，伴随着音乐的节律呼吸。你是不是还可以感觉到鼓乐共振停留在丹田的位置呢？

★引导语★

听着音乐让鼓声慢慢聚焦到丹田。之后开始尝试慢慢感受每一次鼓点的敲击，令其与你的丹田共振。

这时你的注意力就会慢慢集中，然后那些焦虑的情绪就会慢慢得到缓解，你的身体状态会慢慢从备战状态调整为放松和休眠的状态了。

音乐助眠其实是一种躯体化治疗过程，目的是让身体不适的部位得到放松，让身体紧张、焦虑的状态得以缓解，让紧绷的肌肉放松下来。

下面我们来听最后一首音乐。

★引导语★

在你听到这首音乐时，首先要想象这首音乐是从你的左耳进入身体的。当音乐进入你的身体后，它就开始迅速地寻找你身体里所有紧张的地方。如果你的大脑紧张，那就让音乐进入大脑；如果你的颈椎紧张，那就让音乐进入你的颈椎；如果你的腰椎紧张，那就让音乐进入腰椎……无论你的身体哪些部位紧张，音乐都会迅速地定位到那些部位。如果你的身体有好几个地方都紧张，音乐就会布满你的全身。最初，身体就像吉他的琴弦一样，调得很紧，绷得很紧。当音乐进入身体之后，它可以把你“绷得很紧的琴弦调松”，一圈、两圈、三圈，这样调松十圈，人的整个状态就像被调松了的琴弦，松弛下来了。

你还可以想象，音乐幻化成了一群心灵的蚂蚁，它们在你的身体里疏通按摩，把你身体紧张的部位疏通、调松、放松，直至你的整个身体都松弛下来。

练习作业

下面，把你的训练感受也记录下来吧。

作业 1. 训练前，你的目标是什么呢？

作业 2. 记录下你在音乐助眠训练过程中的感受，越详细越好。

作业 3. 在朋友圈里分享你的训练收获吧！

第6章

与潜意识的斗争：自我暗示助眠

训练目标：通过自我暗示，快速入眠

失眠案例：我其实很想拯救自己

案例1

我今年60岁了。只要一改变居住环境，我就睡不好觉，甚至失眠。

在小时候，我晚上睡觉时会和爷爷、奶奶、哥哥四个人挤一张床。那是一个娱乐匮乏的年代，晚上8点就要准时睡觉。我小时候睡觉很轻，入睡也慢，有时候我就睡不着，在床上辗转反侧，我只要一翻身，哥哥就要揍我。我睡不着的时候，其他人往往已经打起鼾了，我就每天听着他们的鼾声。不过那时候我还没有上学，晚上睡不好，白天可以补觉。后来，我睡不着觉也不敢在床上翻身，只能躺着不动，老嫌夜长。后来我想出了一些打发寂寞的办法，那就是看后院窗户上各种奇怪的树的影子，看着看着就睡着了。

后来我上学了，离开了爷爷、奶奶、哥哥，住进集体宿舍，我又睡不着了。我拿出了以前能帮我睡着的看家本领：透过窗口看外边的夜景。可是越看越有精神，整夜睡不着觉。有一次我感冒了，吃了一点感冒通。哎？竟然睡着了。从此，只要我睡不着就吃感冒通，那时我把感冒通当作安眠药来吃。

因升学、工作变化而导致的环境改变，都会加重我失眠的程度。多年来，失眠症就像一只庞大的魔掌，紧紧地抓住我，和我如影随形。为了医治它，我跑了很多大医院，找了多位知名专家，服用过西药、中成药和纯中药，都未能彻底治愈失眠。现在退休了，为了帮助孩子们的小家庭，我又不得不频繁转换住所，失眠症明显加重。孩子我不能不管，但失眠已经把我折磨得痛苦不堪，又找不到有效的方法治疗，我到底怎样才能拯救自己？

案例分析：人适应一个新的生活环境是需要过程的，有的人在这个过程中很容易出现失眠的症状。如果一定要追寻原因，那可能与人类的进化、潜意识有关。那么，如何通过心理训练，让自己不受干扰地睡个好觉呢？掌握这一章自我暗示心理训练技巧后，你会发现，适应环境其实很简单。

案例2

我是一名医生，失眠20余年，每晚频繁夜尿三至四次（白天紧张时也想小便）。

我从小性格内向、软弱。初中时曾被同学勒索，自此开始睡眠质量不佳，易醒，爱上厕所。大学学医，毕业后成为脾胃科医生。五年前曾经参加公务员考试，考上司法类公务员，感觉成为执法者能让自己变得强大，但是因为要照顾家庭最终没能进入司法公务员系统，为此一直觉得遗憾。

三年前进入非营利性的精神科医院，失眠更加严重，每晚靠安眠药入睡。上个月，我去心理科看病，心理医生跟我面谈将近两小时，我把早年的事情说出来后，感觉自己轻松了很多。近期在医生的指导下，配合中药和自我锻炼，我已经不再服用安眠药，恢复得还不错。

案例分析：这类案例之所以发生，常常是因为在失眠者的早年教养环境中出现的一些事件没有在认知和情绪上得到及时处理，进而演变成了一种不能被整合的压抑性事件。这种记忆碎片会反复在失眠者的脑中出现，占据大脑的资源，影响正常的思考，很容易导致失眠症状的出现。心理咨询是有效解决这类问题的方法之一。如果你能掌握本章的自我暗示心理训练方法，你会发现，随时随地睡，那都不是事儿！

强大的潜意识

有的人睡不着是因为想太多，有的人睡不着却是因为连自己到底在想什么都不知道。这是因为潜意识在操纵着我们，不让我们睡觉。

什么是潜意识

潜意识，是指人类心理活动中不能被认知或没有被认知到的部分，是人们“已经发生但并未达到意识状态的心理过程”。弗洛伊德又将潜意识分为前意识和无意识两个部分。

虽然我们无法觉察潜意识，但它会影响我们看待自己、他人以及日常活动的基本方式；它与我们所做出的关乎生死的快速判断和决定，以及我们在本能体验中所采取的行动息息相关。潜意识所完成的工作是人类生存和进化过程中不可或缺的一部分。

在心理学中，潜意识被大致分为三种成分：

- 内心压抑的情感诉求与心理创伤；
- 未曾被满足的、对情感的渴望；
- 因为摆脱压抑而获得的能量。

无论是被压抑的诉求和创伤，还是未曾被满足的渴望，都会对我们的生活造成消极影响。但是，因为摆脱压抑而获得的能量则是一种正能量，会为我们的生活带来积极影响，会使人积极乐观地面对生活并获得幸福。下面，我结合具体的案例来探讨潜意识的两种负面成分可能会对我们产生的影响。

内心压抑的情感诉求与心理创伤

潜意识是一个记忆大宝库，具有非常强大的能量来左右或影响行为。一个人的情感创伤如果没有得到很好的处理，而被压抑到潜意识里，那么在此人再次遇到情感问题时，潜意识中的创伤就会暗中横加干涉。以下案例来自一位经历过情感创伤的女士。

> 郭女士，32 岁，因其丈夫出轨，五年前离异。她带着两个孩子，一直没有找到合适的伴侣。虽然她仍然不断地相亲、结交新男友，但是她只要新结识一个男友，就会感到胃不舒服、恶心、头疼、浑身发凉。

为什么她一方面很排斥男性，另一方面又不断结交新男友呢？对此，她自己也说不清楚。其实，这是因为潜意识行为触发了意识，唤醒了那段造成创伤的情感，使她再次择偶的行为受阻，出现一系列的躯体行为表现。这种行为表现是典型的情感创伤成瘾。为什么她会对创伤成瘾呢？因为情感创伤已经让她在潜意识里产生了一种依赖感和舒适感，再结识新的男友，那种情感创伤就会用躯体方式呈现出来。大部分人都是这样的一种状态，人们习惯于选择熟悉的而不是令自己舒服的事物或做法，这是一个普遍现象。

未曾被满足的、对情感的渴望

很多女孩子都在减肥，要保持自己的苗条身材。可是为什么会出现越减越胖的现象？从心理角度看，造成肥胖的部分原因是自我放弃。如果在心理上存在自我放弃，减肥计划就很难坚持下去。你会在“恰当的时候”破戒的理由有很多，总之你会找一个恰当的理由让自己“破戒”，重新胖回去。

有很多生理问题其实都可以追溯到心理诱因，一旦你看到了其中的心理诱因，整个事情自然就会发生很大的变化。假如你小时候很瘦，很多人都希望你吃胖一点，可是你怎么努力也吃不胖，在你的潜意识里就形成了“我要吃胖”的渴望。如果你因为一个偶然的机遇吃胖了，你潜意识里沉睡多年的渴望就被满足了。一旦你意识到了其中的心理诱因，你减肥的行为就会发生很大的变化，而这个变化是一种根本性的变化，它不会再有反复的过程。

我们的行为并不都是经由意识选择的产物，很多是潜意识作用的结果。在很多时候，在我们还没有做出选择之前，潜意识就已经选择完毕了，只是我们自己还没有意识到。比如，有人购买某款洗衣液只是因为外包装的颜色；有人倾向于只购买某一特定品牌的饮料；有人因为一个人的声音就相信他的话。

那么，我们每天所说的话、所想的内容，以及所做的事，背后有多少是受潜意识操控的？潜意识又是如何影响我们行为的？

潜意识的作用

心理学家弗洛伊德曾说过：“潜意识是如此的丰富而又强大，它一直在影响我们，而我们往往无从知晓。”美国社会心理学家乔治·埃尔顿·梅奥也说过：“如果打开你的潜意识，你将会发现许多惊人的秘密，就如同打开一个思想的宝库。”潜意识对思想和行为有巨大影响，作用于人们的世界观、人生观和价值观，也影响人们的思维方式和处事方式。

如前所述，弗洛伊德将潜意识分为两类：“一种是潜伏的但能成为意识的”潜意识，即前意识；另一种是“被压抑的，但不能用通常的方法使之成为意识的”潜意识，即无意识。

在弗洛伊德的心理学理论中，无意识、前意识和意识虽是三个不同层次，但又是相互联系的系统结构。弗洛伊德将这种结构做了一个比喻：无意识系统是一个门厅，各种心理冲动像许多个体一样相互拥挤在一起。与门厅相连的第二个房间像一个接待室，意识就停留于此。门厅和接待室之间的门口有一个守卫，他检查着各种心理冲动，对于那些他不赞同的冲动，他不允许它们进入接待室；而被允许进入接待室的冲动，则进入了前意识系统，一旦它们引起意识的注意，就进入意识。

潜意识具有保护和自我愈合的功能，能使人在某些突发情境中避开伤害。当意识和潜意识处在一种合作而非冲突的状态时，人是快乐健康的。但是，如果负面经历引发的情绪没有得到及时的宣泄，那么就会被存储在记忆中，成为“记忆仓库”中的“存货”，留待日后再处理。只有有意识地呈现出被压抑的情绪，让它得以“合理化”，释放被压抑的情绪，这些负面情绪才可能被彻底地清除。

所以，我们应当珍视潜意识中原有的积极因素，使积极成功的心态占据统治地位，成为具有优势的潜意识，甚至成为支配我们行为的直觉习惯。同时对消极失败的心态进行管控，当我们遇到消极意识时，就要尽快抑制或批判分析它，不要让它随便进入到我们的潜意识中去。

潜意识如何影响我们

生活在现实世界中，每个人都会接受各种各样的信息，其中既有“明示”也有“暗示”。所谓“明示”就是直截了当的指示、命令，给人以毫无疑问的确定信息；而“暗示”则是一种利用外部隐喻言语或行为，于有意或无意间侵入被暗示者的意识（清醒状态）内或潜意识（催眠状态）之中，最终使被暗示者产生预期或非预期的观念（心理）

或行为（生理）。

然而，暗示并非都是在专业的场合由专门人员来做的，实际上，我们在日常生活中也会时刻地对自己、对他人做出各种各样的暗示。例如，孩子们的受暗示性非常高，所以与孩子互动时请你嘴下留情，千万别老说“你真笨”“没出息”“坏蛋”等负面字眼。他们会很容易地认同我们的暗示，他们极有可能会成为我们所暗示的那个样子。

此外，人们在做决定时，往往会不自觉地考虑周围环境、过往的经历、自己的喜好、别人或社会的影响，等等。西班牙经济学家安东尼·罗杰尔曾做过一个有趣的实验，他找来一群志愿者，为他们每人提供两杯同样的红酒，告诉他们一杯很贵而另一杯很便宜，要求志愿者评价两杯酒是否有很大区别。相当一部分志愿者都认为贵的那一杯更好喝，但实际上，两杯酒的味道是相同的。也就是说，人们品尝红酒时，并不是只尝到了它的化学组成，酒的价格也在潜意识里悄悄地影响着它的味道。

我们是无法觉察潜意识的，也无法控制潜意识，但它影响着我们日常最基本的行为——我们如何接收信息，如何看待自己和他人，如何看待我们生活中日常活动的意义；潜意识也会影响我们所做出的关乎生死的快速判断和决定，以及我们在本能体验中所采取的行动。

潜意识与睡眠

通过以上内容，我们了解了潜意识影响我们的强大能力，而且它最突出的特点之一就是，它经常和我们意识里面想的不一样。正因为如此，当我们强迫自己睡觉的时候，往往就睡不好。所以，在睡眠这件事情上，一定不要给自己设置任何预期，也不要预期自己必须要什么时候睡，睡多长时间，或者睡成什么样。因为你一旦预期一件事，预期得越多，你的潜意识的抵抗力就越大。潜意识就是这么一个东西，它最喜欢跟我们做对抗。有的时候，你要搞清楚，到底是潜意识里的什么东西在和我们做对抗。

你想要睡着，第一要学会欺骗你的潜意识，第二要开发自己的潜意识，第三要训练自己的潜意识。你必须要知道：潜意识就像不想睡觉的另外一个人，一定要先把他哄睡着。睡眠，在一定程度上说就是要欺骗自己的潜意识。

那么，怎样才能成为一个成功的“骗子”呢？

做临床心理咨询很多年，我接触过很多来访者。曾经有一个人，他有社交恐惧症，为了解决他在社交中不自信的问题，我就让他每天对着镜子说这么一句话：“从种种方面看，我都一天比一天好。”

这句话其实来源于 20 世纪欧洲最早做催眠的那些大师们，这句话是他们经常对他们的病人说的一句话。我认为这句话翻译得真好，能将一句外语翻译成中文之后还朗朗上口，难能可贵，也只有这样的句子才能对我们的潜意识产生持续的暗示作用。

之后，这位来访者每天照着镜子，对着镜子里的自己说这句话：“从种种方面看，我都一天比一天好。”结果隔了没多久他跟我说：“我今天去办公室的时候，大家都说我现在明显跟过去不一样，变了！”别人的反馈让他意识到自己神奇的变化。

这一过程与使用内化语言相关。内化是指在思想观点上与他人的思想观点相一致，将自己所认同的新的思想和自己原有的观点、信念结合在一起，构成一个统一的态度体系。这种态度是持久的，并且成为自己人格的一部分。最成熟的内化水平被称为“自我同一性”，即具有自我一致的情感与态度、自我贯通的需要和能力以及自我恒定的目标和信仰。

回到睡眠上，你也可以编写内化语言。你可以尝试从现在开始练习给自己大脑暗示，每次你的大脑里迸发出一个念头，比如说，“明天要干什么”，或者“我下午要干什么”，或者“我还有什么事情没干完”……每当出现这样的念头时，你就告诉大脑：“这些都不重要，还是睡眠最重要。天不大，地不大，睡觉最大。”每次当你大脑里面出现一件影响睡觉的事情的时候，你都要在大脑里想一下刚才那句话，把这句话输入你的潜意识。

自我暗示助眠法

睡眠是天然的需要，同时也是个技术活。现代人因为生活、工作等各种压力，睡眠困难问题层出不穷。人们面对睡眠困难只能唉声叹气，却不知其实完全可以通过睡眠训练找回与生俱来的睡眠能力。下面，我给大家介绍几个通过自我暗示“忽悠”自己入睡的方法。

接受秘密纸条

这个方法一般包括如下几个步骤。

第一步：乘坐电梯到地下室

首先，想象自己乘坐一部电梯，电梯由上往下开动，要经过 100 多层，到达一个很深的地下室。你看到电梯上显示层数的数字从 –1 变到 –2，再到 –3……直到 –100。

第二步：心灵后花园寻密文

当你到达了 –100 层时，你发现自己已经走进了心灵后花园。这是一个完全由你自己掌握的地方，非常安全，谁都进不来，它能够保护你。

到了这里以后，你得到了一个包裹，这是一个小小的快递包裹，打开这个包裹，里面写有一行字，它记载了关于治疗睡眠问题的密文。每个人的密文都不相同，有的是“你咽口水就可以睡着”，有的是“你眨眨眼睛就会入睡”，还有的是“你轻轻地摇晃一下脑袋，晃晕了就会入睡”。

总之，你一定会找到能够帮你解决睡眠问题的秘诀，它会清楚地告诉你怎样入睡。当你找到专属你的助眠秘诀后，就可以轻松地躺在地下室里，安全入睡了。

第三步：乘坐天梯到太空寻宝

还有一种与之相反的方法。

同样是乘坐电梯，但这部电梯通向的是外太空，会越升越高。到 100 层之后，我们就身在太空之中了。你在太空中自由漂浮，能看到地球以及地球上的山川河流。

当你在漂浮的时候，会收到一个来自无边宇宙中的快递，打开它，里面同样写着一个关于解决你个人睡眠问题的秘诀。这是从天上来的秘诀，只有你才能看到，而这也是解决你的睡眠问题的最好方法。当你读到这个秘诀时，就按照上面写的方法去做，一旦你照此去做，就会瞬间进入睡眠状态。

鼾声暗示助眠训练

有一位来访者曾经告诉我："有一次我熬夜太久，失眠了。躺在床上辗转反侧，怎么都睡不着，忽然听到老公鼾声大作，心想他能睡得这么香，我也能。就这样听着他酣睡的声音，我慢慢地也睡着了。从此我发现了打鼾声也能暗示快速入眠的秘密。"

自然界的一切响声都是美妙的音乐，打鼾声也可以算是一种音乐。可是根据年龄、体质、生理情况不同，打鼾的声音各有不同，有的如雷贯耳，有的轻细柔和，有的尾音较长，有的吸气作响，有的呼气响亮。你可以在网上收集打鼾声，类型尽量多，以便根据情况选用。

具体操作方法如下。

- **按打鼾声的音量大小分类播放，引导自己入眠。**播放鼾声时要按照由大到小、由重到轻的原则，其目的就是大声诱惑、轻声暗示、学着打鼾、促进睡眠。
- **按打鼾声的节奏分类播放，引导自己入眠。**先播放节奏快的鼾声，随后播放节奏慢的鼾声。尽量选择与自己心脏跳动节奏相似的鼾声播放。这样能使自己产生听觉疲劳，暗示自己进入睡眠状态，学着酣睡人的打鼾节奏，帮助自己快速入眠。
- **按打鼾人的年龄段分类播放鼾声，引导自己入眠。**年龄不同，鼾声各有差异。想要安静入睡，就要听年龄较小的人的打鼾声，催眠效果明显。辗转反侧的人，就要听声轻的、尾音长的鼾声，节奏有规律并且分明的鼾声，助眠效果也特别明显。

潜意识音乐训练

首先，播放一段音乐，可选择类似纯钢琴版《守候》的舒缓音乐。

★引导语★

闭上眼睛，想象你的面前有一个大屏幕，屏幕很大、很宽。想象屏幕上会滴下来很多水，或者冒出很多冒号，抑或是许多问号。每当你看到一个问号从屏幕里面显现出来，你就伸出一根手指去点击屏幕。每当你点开一个问号，你就能看到一件事情，曾经在你身上发生过的事。

你继续看、继续点、继续想，直到音乐结束。

当音乐结束，慢慢睁开你的眼睛回到现实。

这是一种用音乐带你进入潜意识的助眠方法。等练习结束后，你来看一看在你点开的问号里面，你所能回忆起来的都是些什么事件？在这些事件里，有多少是积极事件？又有多少是消极事件？这些消极事件就是藏在你的潜意识里的总是和你对抗的东西。我们要对这些消极事件做进一步了解，并把它释放出来。按照弗洛伊德的说法，这叫作潜意识意识化。一旦知道了潜意识里有些什么样的负面事件，我们就能更好地去安抚自己的潜意识了。

通过音乐进入自己的潜意识，我们就可以把潜意识里压抑的这些事件释放出来。当这些事件慢慢被你所了解，它们对你的影响就慢慢削弱了。所以，大家要经常做这个练习。

在日常生活中，当我们积累的负面情绪、负面事件越来越多时，就要去释放一部分负面情绪，而且要经常释放。当我们潜意识里的垃圾变少了，与你对抗的潜意识就少了，你的睡眠自然就好了。

在借助音乐进入潜意识的练习中，有人会发现，自己潜意识里的负面事件远远多于正面事件，这说明平时压抑在他们心头的负面事件确实比较多。这时该怎么办呢？此时就要把你心底的这些负面事件都回忆一下，想办法解决一下，让自己的内心得到安慰。

当你把这些负面事件都解决完后，你心里就舒服多了。当然，还有一个解决方法是把这些负面事件都写在一张纸上，然后把这张纸叠成纸飞机放飞，也可以把它带到庙里烧掉。

练习作业

根据我的经验，你在做上述几个练习时需要注意两点：一是反复操练才会有成效；二是克服焦虑，安心练习。

反复操练才会有成效

你在做练习的时候，千万不要陷入“猴子掰苞谷式”的练习模式。我想对你说，如果一个练习没有效果，不要紧张，也不要焦虑，更不要放弃。那么，我们怎么做呢？我们刚开始做一个练习，需要把那些辅助练习认认真真、循序渐进地在自己身上反复操练，打好练习的基本功，从中学习训练的方法和技巧，提高熟练程度。任何一个练习，只有经过反复操练，最终才能有成效，才能够解决自己的失眠困扰。

之所以给你提供那么多套方法，是因为不同的人对不同方法的敏感程度不一样。但我敢肯定的是，我们每一个人，至少会被其中一种方法所治愈。

克服焦虑，安心练习

如果你在用了前面几种方法之后感觉都不奏效，那么很可能是因为你在练习过程中比较急躁，也就是焦虑。其实失眠本身也是由焦虑所引起的。

你可能是被以前的失眠问题，或者以前的多次尝试搞得失去了希望，所以，浅尝辄止，感觉没有效果，马上就放弃。这说明你本身处于一种焦虑的情绪状态。其实你需要检查一下自己的焦虑状态，只有先把焦虑克服了，才能安心地去做练习，然后才能从练习中获益。

我鼓励你，同时要求你：坚持做练习，坚持半年，不要轻易地放弃！并且，把每一次训练的感受都尽可能详细地记录下来。

作业 1. 本次训练前，你的目标是什么？

作业 2. 记录下你在自我暗示训练过程中的感受，越详细越好。

作业 3. 在朋友圈里分享你的训练收获吧！

第7章

先做梦，再睡觉：想象助眠

训练目标：通过造梦想象训练，快速入眠

失眠案例：越是怕什么，越是来什么

案例

我是明月，今年50岁。我从小就害怕各种身体不适，最害怕呕吐，其次是失眠。越是怕什么，越是来什么。我害怕失眠的长夜，害怕失眠后拖着疲惫的身子上班，还害怕失眠后的各种迟钝反应、各种瞌睡反应。如今我真的失眠了。

我不是每天都失眠，但只要一失眠就是彻夜无眠。如果我今天失眠，第二天上班就像得了绝症，悲观得要死，但当天晚上就困得如婴儿般沉睡。安稳睡过两天积攒能量后，又是新一轮彻夜不眠，就这样循环往复，失眠加剧。

这样戏剧化的睡眠折腾了我半年多，实在撑不下去了，就去医院检查，结果医生说，我的失眠是肝部病变引起的。越是睡眠不好，肝部疾病越发严重，结果引发的失眠也就越加深。知道了失眠的原因后，我想得更多了。常常不由自主地想，我得好好睡，休息好了，也能配合医治肝病。可是，越是想睡着、快点睡觉，越是睡不着。我一时思想压力增大，肝部疾病也有所加重。医生建议我接受心理咨询。

案例分析：某些躯体疾病会引起睡眠障碍，但是更常见的情况是，患者对躯体疾病的焦虑和恐惧会引发更严重的失眠。那些因躯体疾病的痛苦而产生的焦虑感、恐惧感，或者因无法面对生活现实而导致的失眠，也可以得到解决吗？你可以在想象的状态中智慧地解决！这里说的想象不是随意想象，而是一种特别的存在状态，认真进行本章的造梦训练，解锁这种技能吧。

想象与睡眠

很多人在睡觉前都有对睡眠的焦虑，他们会想："我今天能睡着吗？我今天能睡多长时间？"这些想法就叫作对睡眠的焦虑，会加重失眠。睡眠的状态被分为三个层次，最好的状态是深度睡眠。而有时，你会进入一种似睡非睡的状态，也许你今天太焦虑了，有太多事情要处理，睡不着，即使睡着了也是迷迷糊糊的，好像睡着了又好像没睡着。这种感觉虽然没有深度睡眠好，但也能做到睡一会儿，这种似睡非睡也是一种休息。

还有一种状态是你躺在床上身体不动，在大脑中编一些想象的故事，且编的故事并不消耗理性中枢的能量。有时你极度焦虑，躺在床上整晚没有入眠，但是你的大脑编了很多想象的故事：原始森林、科幻世界、户外好玩的地方等。只要你的大脑在编这些故事，那么这一晚你的大脑的理性中枢仍然能得到休息。即使这一晚你没有睡着，第二天进入工作或生活状态时，你仍然可以正常发挥。

其实人的睡眠能力是与生俱来的，你看婴儿刚一出生的时候多能睡呀。随着我们渐渐长大，脑袋里装的事情多了，焦虑多了，睡眠能力便随之下降了。那么，我们先要恢复这种与生俱来的能力。

如何恢复自然的睡眠能力呢？让我们先从打开感知系统开始。

要想打开感知系统，可以从对视觉、听觉、触觉、味觉、嗅觉、平衡觉、运动觉、内脏感觉等感官的刺激入手。同时，想象也可以打开我们的感知系统。比如，当你想象咬一口柠檬时，你的口腔就会分泌唾液。当我们借助大脑的想象机制打开感知系统时，我们的大脑就会被内在感觉占据，同时屏蔽外面的干扰。当大脑完全进入想象的世界时，其实相当于我们给自己做了催眠，我们就可以很轻松地进入真实的睡眠。

想象是什么

想象是一种非常特别的“存在”，有着你意想不到的“功效”。那什么是想象呢？它是一种特殊的思维形式，是人在头脑里对已存储的形象进行加工改造，形成新形象的心理过程。比如，一位建筑工程师，在博览古今中外的建筑后，在头脑里构想一座全新建筑的形象。

想象能突破时间和空间的束缚，能起到对机体的调节作用，还能预见甚至改变未来。

在心理学上，想象分为有意想象和无意想象。

有意想象是指事先有预定目标的想象，包括再造想象、创造想象、幻想。

- 再造想象指根据描述或图样，在头脑中形成新形象的过程。比如，小学老师让孩子们根据“十月塞边，飒飒寒霜惊戍旅；三冬江上，漫漫朔雪冷渔翁”想象两幅画面。
- 创造想象指不用根据现成的描述或图示，在大脑中独立地产生新形象的过程。比如，画家在创作前会在头脑中构思一幅美妙的画面。
- 幻想指与个人生活愿望相联系并指向未来的想象，体现了人的憧憬和寄托，积极的幻想推动我们去发现、创造和探索。比如，有人想要像鸟儿一样能够在蓝天翱翔，所以发明了飞机。

无意想象是指事先没有预定目标的想象，是在某种刺激的作用下不由自主产生的。比如，旅游专业的老师在课堂上讲祖国的大好河山，同学正好有出去旅行的愿望，不由自主地开始神游，想象着自己正置身碧海蓝天的三亚。

除此以外，梦是无意想象的一个特别存在，一般情况下不由意识支配，内容常常天马行空，不合逻辑。但如果能借助“梦”这个特别的存在，掌握相关的助眠技术，你就会体验到造梦助眠的惊喜。

人为什么可以想象一些本来“不存在”的东西？又要怎么控制想象呢？其实，人们在想象事物时，是在用各种“类别”的“感子”（感觉的最小微粒）进行“组合”，并“模拟”事物，而这些组合多种多样。因此，也可以“组合”出本来没有的事物。

近代心理实验证明：人们在思考和选择事物时，相关脑区域的活动会变得更加激烈。

想象与身体感知

想一想，想象中的事物会对人们的身体和现实知觉产生什么影响？

“大脑中的虚拟世界”虽然很多时候是在模拟现实世界，对于现实世界来说是“虚幻的”“不构成影响的”，但对于人们的“神经知觉”来讲却会产生各种“现实结果”。例如，和“喜悦”“舒适”有关系的感知会带给人们相应的感觉；而与“悲哀”“痛苦”有关系的感知也会引发人们相关的反应。

而这些感觉和反应对于人们的身体和知觉器官来讲，是“真实存在”的。比如，当人们想象到美丽的花朵、草原、瀑布时，就会有舒适的感觉，这种感觉确实是真实存在的。

再比如，在一个寒冷的冬天，你一早站在路边等车，被冻得瑟瑟发抖，此刻你想象自己正坐在一个火堆旁边，火堆的热量温暖着你的全身，于是你的大脑产生了生物反馈，自主神经系统和内分泌系统就会被调动起来，让你感觉似乎真的变暖和了。

所以，如果学会运用好想象这个特别的“存在”，你将体验到特别的惊喜。

思维停，想象行

睡觉前我们需要清空自己的焦虑思维，减少内心的冲突。最好的方法就是想象一个能让自己放松的情境，通过想象，慢慢地去尝试构建一个梦境。当梦境出来的时候，人自然就入睡了。总之一句话，睡眠源于一场梦。

然而，在刚刚开始做这种睡眠训练的时候，有的人会说自己的大脑构建不出想象场景，这是为什么呢?

为什么你的大脑在构建睡眠想象时那么困难？这是因为你现在刚刚开始做睡眠训练，你的大脑构建想象的能力还不够，即使你构建出了想象场景，该场景也不足以完全占据大脑的资源，你还不能全身心地把精力集中在一个想象场景上，并坚持 3 分钟。

有的朋友也会说："我平时也做想象练习啊，睡觉之前我的大脑都在想事情，我怎么还睡不着呢？"大家要区分一下，这里说的"想象"是构建梦境，和一般意义上的"想象"有两个区别。

第一个区别是，有人所谓的"想象"是在想事情，并不是想象。想事情指的是计算、策划的功能，是大脑额叶的理性中枢在活动。在这种情况下，你的额叶的理性中枢会兴奋，所以你是没办法睡着的。

有人会说："我也没在计算，我也在想其他的东西，想象的东西也是像电影一样，一幕一幕的。刚开始是回顾自己的前半生，后来是展望自己的后半生，这一宿就过去了。"第二个区别便在于此，这种"想象"和我们说的"想象"也有点不一样。在这种情况下，你所有的想象都是你自己主动构建出来的，在整个过程当中你完全主动控制了它，没有完全放开你对想象的控制。只有当你放开了对想象的控制，你的想象才可以自己生根发芽。当你的想象可以自己生根发芽的时候，你就控制不住你的想象了。一旦你控制不住你自己的想象，其实你就已经在睡眠中了。想象失控有什么标志呢？比如，我现在想象一个房子，然后再想象我要走出这个房门。其实我在想象走出这个房门之前，就会想到走出房门会看到什么。如果你在想象走出房门之后，出现的东西是你没有想过而是自然出来的，这个时候就叫作"大脑正在构建梦境”了。

如果你的大脑已经在构建梦境，你就随它自由地构建下去，在你的大脑自由构建梦境的过程中，你就已经睡着了。此时的睡眠状态，在心理学催眠中叫作浅度催眠。深度催眠是你想控制都控制不了的梦境，而浅度催眠给人一种若隐若无的感觉，你似乎没有控制梦境，它也在自由地发挥，但是如果你要想控制它，你马上就可以重新拿回控制权。

想象力的自我测试

在正式介绍训练想象力的方法前，我们先来测试一下自己的想象力如何。这里的想象力也包括催眠感受性和视觉受暗示性。

柠檬测试

请大家想象自己的手中有一个柠檬，一个绿色的柠檬。想象你把它掰开一点，挤了几滴柠檬汁滴在你的舌尖上，然后你舔了舔。

手臂升降测试

你现在无论是坐着还是躺着都可以做这个测试。闭上眼睛，把你的左臂和右臂都伸直。想象有个气球把你的左手往上吊，再想象有一个重重的金属物，这个金属物拴着你的右手，把你的右手重重地往下拽。左手往上飘，右手往下坠，左手继续往上飘，右手继续往下坠，双手之间的距离越来越大，差距越来越明显。现在，请你睁开眼睛看一下，你两手之间的距离有多大？

身体摇晃测试

你现在无论是躺着还是坐着都可以做这个测试。以你的脚心为轴心，想象自己在晃动。当然，你的身体也需要真的做出一点晃动。记住，身体只做出一点小小的晃动，同时还想象自己晃得很厉害！真的晃，假的晃；假的晃，真的晃，真真假假，假假真真。总之，你要闭上眼睛想象自己晃得很厉害，有非常明显的晃动的感觉。你能做到吗？

眼皮胶粘测试

闭上眼睛，然后想象你的上眼皮和下眼皮被胶水粘住了，粘上之后就睁不开了，而且粘得很牢！现在，你让胶水凝固一会儿，再凝固一会儿！从十数到一，然后它就完全凝固了，十、九、八、七、六、五、四、三、二、一，凝固！你的上眼皮与下眼皮之间凝固了！你感觉一下，是不是粘得很紧，你想睁都睁不开了？

视觉暗示测试

你闭上眼睛之后，想象一下，你的左眼和你的右眼分别能够看到两个不同的圆，左眼看到的圆小一点，右眼看到的圆要大一点，就像左眼看到的是月亮，右眼看到的是太阳。一个小、一个大，一个黯淡点、一个明亮点。

下面，我们来总结一下以上五个小测试的判定标准。

柠檬测试

判断标准：如果你的唾液明显分泌增多，就说明你的想象力和催眠感受性都非常棒。

手臂升降测试

判断标准：如果你的双手之间有明显距离，就说明你的催眠感受性很好。

身体摇晃测试

判断标准：如果你能以脚心为轴心自然地晃动，就说明你的专注力很好，催眠感受性也很好。

眼皮胶粘测试

判断标准：如果你果然睁不开眼睛，就说明你的催眠感受性很好，已经可以进入第一级的催眠深度了。

视觉暗示测试

判断标准：如果你能很快看到或肯定地分辨出大小，就说明你的视觉受暗示性较好。

想象助眠法

下面我将介绍几个有关想象和造梦的助眠方法。

场景构建

睡觉之前你需要创造出一种疲惫感，疲惫感能促进神经系统兴奋和抑制状态的切换。因此，你可以在睡前看有趣的剧集、小说，但是你要完全被吸引进去。看剧集、小说的目的只是为了让大脑或者眼睛疲惫。记住，千万不要刷新闻，一定只能看故事。

一旦你的大脑或者眼睛产生了疲惫感，就马上把你的平板电脑或小说放下，让你的大脑开始想象，进入梦境，开始构建你刚才看到的故事场景。在大脑开始构建这个故事时，由于你的大脑和视神经已经疲劳，大脑就很容易进入梦境。因此，一旦觉得自己疲惫不堪，或者有点想打哈欠了，就请立即闭上眼睛，让自己的大脑去构建一个通过想象创造的画面。当你创造出一个想象的画面时，你很快就能入睡了。

刚开始做这个练习的时候你很容易入睡。但是，如果你之前太焦虑或长期处于压抑状态，有可能你很容易睡着，但过一会儿又会醒来。

如果出现早醒的情况怎么办呢？此时，你就继续使用以上的睡眠技巧，再次入睡。一般来说，长期失眠的人在刚开始使用睡眠技巧的时候，可能需要一晚上反复练习好几次。此时你不必感到害怕，只要不断地反复练习，慢慢地，你就能拥有属于自己的“睡眠开关”。

音乐想象

伴随着音乐，并且跟随我的引导语，你更容易在大脑中想象出相应的画面，以此锻炼和提高大脑的想象能力。通过大量的音乐想象练习，你最终要实现的目标是：在没有音乐，也不需要引导语的情况下，就可以任意想象出自己想要的画面。如果能实现这一目标，就说明你有足够的想象力来造梦了。

下面，我给大家提供几个通过音乐和引导语练习想象的方法。

想象自己是一滴水

首先，播放一首舒缓的音乐。然后，伴随音乐用以下引导语进行想象。

★引导语★

闭上双眼，听着音乐想象自己是一滴水。

然后这滴水流到了一条小河里。

水滴慢慢地融入河中，然后顺流而下。

水滴顺着河流慢慢流动，又融入大河中。

就这样，水滴一直融在河流中，顺着河流而下，越流越远，越流越远。

想象自己是一片树叶

首先，播放一首舒缓的音乐。然后，伴随音乐用以下引导语进行想象。

★引导语★

闭上双眼，听着音乐想象自己是一片树叶。

叶子的颜色是你自己喜欢的，黄色、绿色，或是其他颜色。

它很轻，很轻。

树叶，随着风，慢慢地飘到了河面上。

树叶在河面上，漂啊漂，顺河而下。

漂啊漂，漂得非常远，越漂越远。

想象自己是一条小船

首先，播放一首舒缓的音乐。然后，伴随音乐用以下引导语进行想象。

★引导语★

闭上双眼，听着音乐想象自己是一条小船。

小船，荡漾在水上，顺流而下。

顺流而下，晃晃悠悠，晃晃悠悠，越漂越远。

慢慢地，漂到了大海上。

晃晃悠悠，漂得非常远，越漂越远。

想象自己是一朵蒲公英

首先，播放一首舒缓的音乐。然后，伴随音乐用以下引导语进行想象。

★引导语★

闭上双眼，听着音乐，想象自己是一朵蒲公英。

蒲公英，很轻，很轻，被风一吹，就飘走了。

飘着飘着，飘到了河面上。

在河面上，漂啊漂，漂啊漂，顺流而下，越漂越远，越漂越远。

这四个音乐想象练习，也是我最常用的睡眠开关。

大家有没有发现，这四个想象练习都有一个共同的特点——让你晃晃悠悠。

其实，这些练习的原理和心理旋转一样，人们在水面上的感觉就是晃晃悠悠。晃的时候，大脑同样会产生一种眩晕感。所以当你能够想象出自己处于晃晃悠悠的状态时，不仅你的身体会晃晃悠悠，你的大脑也会晃晃悠悠。一旦你能创造出身体随波荡漾、摇晃的感觉，你就会感到非常安全、非常舒服。

大家想想，婴儿为什么很能睡？因为婴儿在胎儿时期，是在妈妈的羊水里晃晃悠悠。出生之后，妈妈又是抱着婴儿晃晃悠悠。然后，在摇篮里面，同样也是晃晃悠悠。所以，晃晃悠悠的这种感觉，是我们小时候最初安全感的记忆来源。一旦营造出了这种安全感，我们就特别容易入睡。

2008 年汶川地震的时候，我去援助灾区。当地有一个 13 岁的孩子，由于受到地震的惊吓，每天晚上都哭个不停。当时，我们的帐篷就在他们家的帐篷旁边，我们每天被他的哭声吵得睡不成觉。原来，这个孩子被惊吓之后就不睡觉了，由于他已经连续几天不睡觉，他妈妈很担心他的身体，如果再不睡觉，就准备给他吃安眠药。我就告诉她一个方法，让她把她的衣服脱下来，把她孩子的衣服也脱下来，然后抱着孩子，唱小时候哄他睡觉的儿歌，一边唱着儿歌，一边轻轻地拍打他的身体，同时轻轻地摇晃他的身体。这位妈妈按照我说的方法做了。当天晚上，这个小孩只哭了两个小时，从第二天晚上开始这个小孩就再也没哭。为什么这个方法这么有效呢？原因在于，它重新激活了我们的安全感记忆。与前面介绍的四种睡眠想象练习一样，这些方法都能重新激活我们早年的安全感记忆。

当然，不一定每一个方法都适合你，所以需要你把每个技巧都认真练习一遍，找到最适合自己的睡眠想象。比如，有人怕水，那么在做想象练习时，就要避免想象与水相关的事物，可以想象在摇篮里摇晃来摇晃去的感觉；在做蒲公英想象练习的时候，可以想象它不是飘到水里，而是往空中飘，或是往森林里飘，只要能想象越飘越远就可以。总之，你能想象的场景是你能接受、喜欢的。

下面我再介绍一个音乐想象的方法。

航行的船

首先，播放班得瑞的音乐《航行》(*Ships Are Sailing*)。然后伴随音乐用以下引导语进行想象。

★引导语★

闭上双眼，想象你来到一个很安静的地方，你的睡神就安睡在你的面前。睡神或许是一头猪，或许是一个安睡的婴儿，也或许是一位酣然入睡的美女。

你静静地看着你的睡神，看着 TA 一起一伏地呼吸，感受睡眠带给 TA 的甜美，你能听到的似乎只有酣睡的声音。

渐渐地，你也像 TA 一样，感到睡意绵绵，眼睛睁不开了，眼皮越来越沉，越来越沉，再也不想睁开，慢慢地进入梦乡。

伴随这首音乐的想象练习，能够让大脑学会构建想象，发展我们的想象功能。很多人之所以睡不好觉，是因为他的睡眠想象功能被大大地弱化，大脑无法构建出梦境，所以我们首先要锻炼大脑的想象能力。

大脑的两个基本功能是抑制和兴奋。如果你的大脑的注意力完全被想象的功能所占据，那么无论是你的理性中枢还是你的情感中枢就都会被迫关闭。因为人的大脑是个“很耗电的装置”，如果它的某个地方“急需用电”，其他地方就会“停电”。因此，通过让你的想象力占据大脑资源的方式，让大脑的其他地方（理性中枢也好，情感中枢也好）被迫关上，你就特别容易睡着了。

其实，仅靠想象训练这一招，就足以解决大家的睡眠问题。但是，有人在做完想象训练之后还是睡不着，原因其实非常简单：训练程度还不够。

小水滴助眠训练

在下面这个练习中，请你想象天空飘飘洒洒下着小雨，而你自己就是一个小水滴，从天上落入大海，慢慢下沉。这样的想象和暗示练习，可以帮助你快速入睡。

第一步：进入场景

★引导语★

天阴沉，雨点落。我好像瞬间化作一个小雨点，飘飘悠悠从天上落下来。我闭上了眼睛，感觉身体慢慢下沉，青云是我的床，风儿是摇床的手，我轻轻地、无声无息地随风起舞。后来我能想象到摇曳的树叶一尘不染；美丽的花儿更鲜艳；蜗牛在蘑菇伞下玩耍。那种感觉是喜悦、舒服、自在！

第二步：来到大海

★引导语★

我从高空中来，越来越接近地面，身体越来越舒服、越来越放松，后来感觉像躺在海面上，舒服极了！我能想象出水是那样蓝，我也能感觉到水是那样柔，那样轻，那样摇曳。我好像躺在摇篮里，被人摇晃着，荡漾着，特别舒服，也很放松。身体慢慢继续向下滑，那种感觉令整个身体都放松下来了。

第三步：见证奇迹

★引导语★

随着身体的下沉，我的眼前逐渐变得暗淡，蒙眬中感觉小鱼为我抓痒，海藻为我洗背，海葵为我洗脚，非常舒服，非常放松。这时我的眼睛闭上了，整个身体软软的、酸酸的，胳膊和腿都动弹不得。我彻底融入了大海，静静的，甜甜的，安然酣睡直至天亮！

树懒与冬眠熊

如果你在自己的梦境中是强大的、自由的、无所不能的，那在你的梦境里你就可以做主了。当你在自己的梦境中发现自己能做主时，你就会发现你不再惧怕梦境。有学员曾给我留言说，他睡觉的时候常做噩梦，这是因为他在自己的精神世界里还不够强大。

记得高考那年，我总做别人追我的梦，我知道那是由于学习压力造成的，后来学过心理学就更明白这一点了——压力越大，越容易觉得别人在追你。有一天我在睡觉，我梦见别人还在追我，我就在梦里想："你们追我，我应该能飞呀。"想着想着，突然我就飞起来了，一旦我飞起来了，别人就追不上我了。从我做飞翔的梦那天开始，我的梦境就由我做主了。

在我后来的人生中，每当我有压力的时候，还会梦到有人追我，一梦到有人追我，我就在梦里飞。我还记得刚开始自己飞得很笨拙，就像一只很胖、很笨的鸭子。想象一下，一只胖鸭子扇动着翅膀，扑腾扑腾地飞，身体很重，还飞不了太高，必须使劲飞，飞得快一点，人家才追不上。后来晚上睡觉经常会梦见这样的事情，我就在梦境中不断地训练自己飞，越飞越轻松、越飞越高、越飞越快、越飞越享受！再后来，不管有什么压力，我都会用这种方法在梦境中解决它。

其实当你能够在梦境中做主时，你的自我效能感就增强了，会更有自信。

人通常有这么几个大梦，也就是梦有几大类型，比如皇帝梦（与想当官有关），还有穿越梦、爱情梦、旅行的梦和被害的梦。如果针对每一种梦境你都有一种解决问题的方法，能提高自己的想象力，让自己获得快乐，那么梦境就会变成你助眠的良药，能够让你一步步地进入到更深度的睡眠当中。

下面就介绍一个训练你在梦境中让自己做主的方法：树懒与冬眠熊。

第一步：晒太阳的树懒

★引导语★

想象你是森林里的一只树懒，你正挂在树上晒太阳。你慢慢地闭上眼睛，感受着阳光洒在身上的感觉。你的身体感到暖洋洋的，你非常舒服。你缓缓张开眼睛，随着眼睛的睁开缓缓地吸气。当你眼睛闭上的时候，将吸入的空气呼出来。你感觉整个人都放松了下来，你的眼皮变得越来越沉重，你已经睁不开眼了，你只能缓缓地呼吸。

第二步：躺在落叶中的树懒

★引导语★

你现在非常放松。你感觉自己被地心引力所吸引，慢慢地向下爬。绕着树干，顺时针地一点一点向下爬。你感觉非常放松，一圈一圈，非常缓慢地滑落。你滑落到树下厚厚的树叶里，慢慢躺下。身体一点点地陷入树叶中，你感觉非常温暖舒服。

第三步：变成冬眠熊

★引导语★

外面的温度开始变低，而你在铺满树叶的洞穴里非常舒服。你沉沉地睡去，睡得如同冬眠的大熊。你的肩膀放松下来，一点一点地沉了下来。你的呼吸越来越缓慢，越来越沉。你的洞穴安全、温暖，又舒适。你感到越来越舒服，越来越舒服……这时你已经成为一头冬眠熊，没有东西能惊扰你，只有到明天你才会苏醒。

贵妃醉酒

有这样一些人，他们会在睡不着觉的时候把自己灌醉，然后就能睡着觉了。接下来，让我们在想象中沉醉入眠，练习步骤如下。

第一步：接受宴会邀请

躺在床上，跟随着音乐想象：你收到王母娘娘发来的请柬，邀请你前往天宫参加瑶池宴会。宴会很安全，不会有孙悟空捣乱，在宴席上，每个人都开怀畅饮。

第二步：评估个人酒量

你需要先评估一下自己日常的酒量是多少。如果你平时的酒量是四两，那就在今天的宴会上喝半斤；如果你平时的酒量是八两，那就喝一斤；如果你平时的酒量是一斤，那就喝两斤。反正这瑶池宴的酒是越喝越长寿。

第三步：畅饮醉酒入眠

现在，你躺在床上，想象自己喝着浓郁香烈的白酒，一杯一杯往肚里倒。人类的大脑非常神奇，即使是想象饮酒，也会让我们产生醉醺醺的感觉。接着，你就会进入那种醉酒后晕晕乎乎的状态。当你喝到不胜酒力的时候，就把酒杯扔到一边，呼呼大睡去吧。

庄周梦蝶

庄周梦蝶是我原创的很有效的一个助眠法，只要能够学会这一方法，你就可以做到随时随地睡。

庄周就是庄子，庄子梦到蝴蝶，蝴蝶又看到庄子。这样的梦和传统的梦境不一样。有一个心理学原理叫作本体感置换。本体感是指能够感受到自己的身体。在有本体感的情况下，我们是睡不着觉的。只有当我们失去了对自己身体的感觉的时候，我们才能睡着觉。而为了能够做到这一点，你需要把你身体的感受置换出来，想象另外一个东西在看着你，也就是你在另外一个角度看着自己，当你能做到这一点时，本体感就被置换了，这叫换新感悟。若能做到换新感悟，人们就会突然进入睡眠状态。这是人的大脑所具有的一个隐秘开关，你只要把这个开关打开，就会瞬间入睡。想象自己梦到蝴蝶，再借助蝴蝶的眼睛看到自己。所以，庄周梦蝶是一个非常厉害的睡眠必杀技。其实，你只要能够做到把自己的本体感置换出来，并站在外面想象自己，你就已经进入到所谓的睡眠状态了。因为大脑此时实际上已经进入了一种比较深度的、构建梦境的睡眠状态。

有人问我："我梦到狗熊行不行？"我回答他："你梦到大熊猫都行。关键在于你要能从大熊猫的眼睛里'看到自己'。"

"庄周梦蝶"训练共分两个步骤。

第一步，你的大脑要构建出一个蝴蝶的形象，并把注意力集中在蝴蝶身上。第二步，你想象自己成了蝴蝶，然后又通过蝴蝶的眼睛返回来看到了躺在地上睡觉的自己。

如果你能做到第二步，你就变成了你梦中想象的一个东西，这个东西又反过来看着你在地上睡觉，这就叫作"庄周梦蝶"。因为"庄周梦蝶”动用了我们大脑的复杂功能，即镜像功能，镜像功能需要占据大脑非常多的资源。

本来你想象一件事已经占据一部分的大脑资源了，你还要想象你想象的那个事物反过来在看着你，这就会占据更多的大脑资源。所以这种镜像功能可以一瞬间就让你的大脑构建出梦境。只要你能想象一只蝴蝶的眼睛看着你在睡觉，你的想象就已经达到梦境的水准了。

下面，我来介绍一下“庄周梦蝶”训练的基本步骤。

首先，播放一段舒缓的音乐。然后，伴随音乐用以下引导语进行想象。

★引导语★

闭上双眼，想象你正在睡觉，梦到了一只蝴蝶，你看着这只蝴蝶飞啊，飞啊……

在梦中，你突然变成了那只蝴蝶，是的，你就是那只蝴蝶，飞啊，飞啊……

你就是那只蝴蝶，在飞的时候，看到刚才正在睡觉的你。

是的，你就是那只蝴蝶，透过蝴蝶的眼睛看到刚才正在睡觉的你。

蝴蝶看到正在睡觉的你，睡得很香很香。

“庄周梦蝶”这个睡眠训练看起来很简单，但效果非常好。接下来，大家要做的就是反复练习。你能不能做到完美的“庄周梦蝶”想象？如果做到了，你就可以立即入睡。

如果大家不能完全掌握“庄周梦蝶”这个技巧，那么刚开始只需要尽量去完成第一步，然后在练习的过程中慢慢就能完成第二步了。

水晶球想象

这个助眠练习与“庄周梦蝶”密切相关，通过集中注意力，可以帮助你更好地完成“庄周梦蝶”的第二步。

首先，播放一段舒缓的音乐。然后，伴随音乐用以下引导语进行想象。

★引导语★

闭上双眼，想象你的眼前有一个发光的水晶球，你看着水晶球。

水晶球上有一个光点，你的目光和注意力都被它吸引过去了，现在，全身心地看着水晶球上的光点。

突然，水晶球的光点把你整个人都吸进去了。

当你被吸到水晶球里的时候，你会发现水晶球里似乎正在上演着一场一场的电影，而你是其中的一个角色。现在你就去体验一下水晶球里上演的、与你有关的一个人生故事。

请记住，这个电影分上下半场，上半场是你曾经历过的一些事情，下半场是你没有经历过的一些事情。注意，下半场是你创造的一种未来的可能性，是未来会发生在你身上的一些神奇而美好的故事。而上半场可能是你曾经历的一些事情，也有可能是平行世界里的另外一个和你相像的人，他所经历过的一些事情。

现在你就满怀好奇地去探索一下这个故事吧，想象那个发光的水晶球，然后进到水晶球里，去看看上半场的电影。

下面，继续播放音乐。然后，伴随音乐用以下引导语进行想象。

★引导语★

现在下半场开始了。和上半场一样，想象有一个发光的水晶球。当你朝这个发光的水晶球看的时候，你会看到一个光点。当你持续看这个光点的时候，里面有种神奇的吸引力，一下就把你吸进去了。之后，水晶球里开始上演与你有关的下半场故事。

现在，你在水晶球里，可以看到外面，水晶球就是你的眼睛。记住，水晶球就是你的眼睛。现在，看着外面，外面有一个人，那个人就是刚才的你。

这个训练稍微有一点难，因为这个训练不仅是一个睡眠练习，还是个想象力练习，也是个构筑梦境的练习。

大家刚开始做这个练习时，在入睡之后，可能一会儿又把自己唤醒了，大家有过这种感觉吧？就像有的时候你睡着睡着，你的手或脚会突然抽一下。这就证明，你快入睡时，你突然又想夺回你对身体的控制权，就会把自己从梦境中“抓回来”。遇到这种情况不要慌，把自己从梦境中“抓回来”之后，再做水晶球练习。总之，你还可以再次入睡。

学会这个技巧后，你可以在每天晚上睡觉前反复地练习。每天都要练习，就像学英语一样，不可荒废，只要坚持练习，慢慢地你就能在大脑中训练出“睡眠开关”了。因此，一定要反复练习，形成习惯，形成习惯之后，你就永远掌握了睡眠的诀窍。

梦中梦：双层梦境

另外一个我原创的睡眠必杀技源于《盗梦空间》给我的启发。很多电影中都有靠谱的心理学知识，能给我们很多启发，《盗梦空间》就是其中一部。

《盗梦空间》告诉我们，人的睡眠深度是不一样的，有的睡眠浅，有的睡眠深；有时你在梦中知道自己在做梦，但有时你在梦中，不知道自己在做梦。我借助《盗梦空间》中的训练方法（第二层梦的训练）来帮助大家从一层梦境进入另一层梦境。这样，人的睡眠就会变得非常深。其实这种方法也是我去给别人做催眠时瞬间建立的一种深度催眠的方法。

在这种深度睡眠中，其实我们是不容易醒来的，它加深了我们潜意识的加工深度。接下来，请你跟着我来做这个练习。

★引导语★

试着想象一个你最想去的地方，可以是一个海岛，或是你最喜欢的某一片森林，或是你最喜欢的某一处大厦的最顶层。不管怎样，这是一个属于你自己的地方，只有你知道这个地方。

现在请你到达这个地方。这里有一栋属于你的房子，只有你能进去，别人是进不去的。接下来请你进到这栋房子中，这个只属于你的心灵后花园。

你在房子的庭院中能看到你种的花花草草，非常漂亮。现在你去给你的庭院洒洒水，打扫打扫卫生。然后把你的房子清理干净，慢慢地收拾。

尽情地打扫卫生，慢慢地收拾房子，你还可以给自己做顿饭吃，做这些都可以。

总之，把这个房子收拾得漂漂亮亮、光线通透，这就是属于你的心灵后花园。你慢慢去打理它。记住，要慢慢地打理，你忙一整夜都没关系。如果你真的在这栋房子里忙一整夜，实际上你都是睡着的，不用担心。

当你忙得比较累的时候，当你把房子收拾得差不多的时候，记住，在你的房子里有一张最舒服的大床，这是一张特别舒服、特别软的大床。现在你躺到这个大床上。躺在床上干什么呢？睡觉。在你最舒服的大床上睡觉的时候做一个梦，梦到一个让你最舒服的地方，此时你就进入了梦中梦的状态。

如果你在第二个梦中又进入一栋房子，并且躺在房子里的大床上睡觉时，你又做了一个梦，而且梦到的又是你最喜欢的一个地方，其实你已经嵌套进三个梦里了。一般来说，嵌套第二个梦的人就已经睡得很深了，如果你能嵌套入第三个梦，你会睡得非常舒服，非常深。这个方法其实就是用梦中套梦的方式加深睡眠深度，用梦中套梦的方式迅速导入睡眠。

练习作业

以上介绍了多种想象助眠的方法和技巧，但有些人在刚开始训练时会发现自己在头脑中构建场景比较困难，怎么办呢？

第一个方法是，你可以尝试构建一个自己从来没有去过的地方，大脑一旦开始创造一个没有去过的地方时，就开始构建梦境了。想象一下，这个地方会有什么样的街道？什么样的楼房？会有草原吗？还是高山，大海或荒漠？不管怎么样，地球上一定有个地方是你没去过的，你要去看看这个没去过的地方。

第二个方法是，有时候，我们可以在头脑中创造一个特别熟悉的画面。比如，有一天你在电视上看到一个很美的画面，那么，你睡午觉时，就可以想着到那个美好的画面里去玩一会儿，你会非常渴望走进那个美好又特别舒服的地方。其实当你这样想的时候，就开始构建画面、创造梦境了，这时候你就非常容易睡着。

另外，请你一定要每天坚持练习，因为构建梦境主要是依靠想象，所以关键是反复练习。就像学英语一样，需要反复做练习，直到大脑被训练出习惯。如果你在第一次练习时，先睡着了，又在中途醒来，那么请你再做一次练习，你会发现第二次入睡得更快，中途醒来哪怕两次、三次、四次、五次、六次都没有关系。

如果你频繁地这样做练习，你的睡眠效果就会越来越好。随着反复做睡眠开关练习，你的大脑自我催眠的深度就会越来越深，每次睡眠时间也会越来越长。

作业 1. 训练前，你的目标是什么呢？

____

____

____

作业 2. 记录下你在想象助眠训练过程中的感受，越详细越好。

____

____

____

作业 3. 在朋友圈里分享你的训练收获吧！

第 8 章

动起来，还你好睡眠：行为运动助眠

训练目标：通过行为运动训练，快速入眠

失眠案例：失眠让我伤神伤身

失眠是种非常痛苦的疾病，会严重影响人的身体健康。造成失眠的因素有很多，但是有一点不可忽视，即失眠与生活习惯息息相关，下面的案例可以清楚地证明这一点。

案例 1

我是张生，男，45 岁，医科大学教授。由于工作特殊，我经常熬夜、吸烟、饮食不规律，引起了严重失眠，饱受十多年的折磨。

我在大学教书，本来就很辛苦，工作量很大，熬夜也是工作的需要。我还兼职医生的工作，而且还是睡眠科，遇到的睡眠障碍患者，多少都有点心理问题。

我在医院值班时常常遇到突发事件，一直忙碌就不能按时睡觉了，特别是在值夜班时，患者一会儿要增加药量，一会儿要打针催眠，弄得我整宿不能合眼。白天还要备课、辅导学生。就这样，天长日久，搞得我工作没精神，精疲力竭。

开始我没当回事，感觉自己年轻能扛得住。可后来我彻底失眠了，就开始偷偷地吃安眠药。由于药的副作用，我很难坚持工作，还经常收到患者投诉，说我工作态度不好，工作不负责任，因此受到领导的批评。为此，我的压力很大。

再后来，安眠药也没用了，工作没精神，我就用烟来提神，一晚上能抽掉三包烟。不到两年，整个人就憔悴得不成样子，面容枯黄、头发花白，好像一下子老了十几岁。我整天浑身酸痛乏力，像跑了一场马拉松。有时候能稍微睡一会儿，醒后头痛欲裂。此外，由于长期吃安眠药，身体严重受损，抵抗力明显下降，经常感冒。抽烟成瘾也使失眠症状加重。

工作忙碌，吃饭不应时；睡眠昼夜颠倒，错过饮食时间。这样一来，我经常感觉恶心、想呕吐、头晕、胃痛；食欲不振，身体消瘦，免疫力下降。失眠使饮食不规律，饮食不规律又使内脏器官不适，进而导致失眠加重。我该怎么办？

案例分析：这个时代的社会精英，在高强度的脑力工作下，精神压力非常大，常常身体很疲惫，但就是无法入睡。其实原因很简单，他们无处释放自己的压力与紧张。这一章介绍的行为运动助眠法属于心理训练范畴的实用技术，让你可以转化压力与焦虑，使你的心与身体真正地同步，享受一夜好眠。

案例 2

我是安然，女，30 岁，上班族。因为新冠肺炎疫情宅在家里，恐慌和烦闷引起了失眠。

刚开始宅在家里时，我感觉能跟孩子在一起，能有时间陪陪她，挺好的。可是，两周过去了，孩子没有开学，我们也没有复工。我突然心里着急起来，心里感觉特别难受。再说我们小区疫情不严重，既没有确诊病例，也没有疑似病例，宅家到啥时候呀！不上班房贷怎么办？车贷怎么办？以后的生活怎么办？越想这些，心里就越着急。孩子学习不够自觉，网课不怎么去听，倒是玩游戏的积极性高涨；整天不是看手机，就是看电脑，说她两句，她还冲我翻白眼儿，这让我更着急了。

于是，我开始出现睡眠问题。宅在家里的第二周，先是入睡困难，后来是睡眠中断，好不容易睡着了，半夜又醒了，之后就再也睡不着了。想到上班遥遥无期，想到生活担子的沉重，想到孩子的学业，想到自己的职业生涯，每天晚上都是艰难入睡，不断惊醒，几乎夜夜无眠。我真的很担心，照这样下去，等疫情结束了，我的失眠症也更加恶化了。多想美美地睡一觉啊！

案例分析：这是一例由生活压力导致精神紧张，进而引起失眠的案例。现实生活中，很多事情会让人产生焦虑，人们的处理方法往往是与焦虑进行对抗，结果导致了诸如失眠等症状。学会释放焦虑的心理训练方法，不仅能够解决失眠困扰，更能提高自己处理生活压力的能力。

应激与失眠

有人说："我晚上要带小孩，小孩中途醒了还要照顾，之后就不太容易再睡着。"很多人都会遇到这种情况，其实我们的身体在面对重大的生活事件或变化时，往往都会处于一种应激状态，比如说女人在怀孕或是生产之后。很多失眠的人身体长期处于应激状态，即身体长期处于准备打仗的状态。

什么是应激状态

人的身体状态有两种，一种是正常的状态，还有一种叫作应激状态。在正常情况下，身体的各种机能，包括身体的器官、免疫系统的各项指标都处于正常水平。但是，当身体或大脑觉得你这段时间处于备战状态的时候，大脑就会进入应激状态，身体的各种器官、各种系统（包括免疫系统）等也都会进入应激状态。

例如，当你去户外旅行，在外面露营、搭帐篷过夜时就会发现，在这段时间内，虽然睡眠时间特别短，但你仍然感觉精力充沛。这就说明身体正在调整你的状态，把这段时间评估为需要少睡觉，但是又需要精神好的时期，这就叫应激状态。

应激是生物学上的名词，指生物体在受到刺激之后，马上做出反应，以便适应这个刺激变化的环境。对于我们人类来说，应激状态是指出乎意料的紧张情况、对人有切身利害关系的严重生活事件等所引起的一种特殊的身心紧张状态，如当人遇到预料之外的紧急事故时，刹那之间发生的反应。

应激状态的表现及影响

应激状态通常表现为情绪紧张度的增高，主要特征是：精神紧张、交感神经过度兴奋、血液中肾上腺素流量过大、呼吸短促、血压上升、耗氧量增加、肌肉紧缩，等等。

在应激状态下，人可能有两种表现：一种是目瞪口呆、手足失措、陷入一片混乱之中；另一种是急中生智、头脑清醒，动作准确、行动有力，及时摆脱困境。

应激状态是人类在适应环境时产生的一种以生理变化为主，同时伴有心理变化的特殊反应。在应激状态下，我们大脑的开关就会调到备战状态，在这种备战状态下，它会自动让你的睡眠更浅，睡眠时间更短。这是人类一万年以来为了应付各种各样的危险进化出来的一种机制。调整到应激状态是我们人类在原始时期，应对恶劣的自然环境、应对野兽时，身体的一种自然转变。这种应激状态能帮助我们备战迎战。虽然我们现在已经脱离原始部落，但在城市里生活时仍然保留着这种备战机制。

人的身体如果长期处于应激状态，实际上是不太好的。强烈和持久的应激反应会损害人的工作效能，还会造成人体处于对许多疾病或障碍的易感状态，在其他致病因素的共同作用下患病，因为我们处于应激状态的时候，消耗的身体资源非常多。在应激状态下，人的细胞分裂，包括 DNA 的复制，都更有可能出错。大家都知道，DNA 复制出错之后，就会产生错误的细胞，而错误的细胞多了以后，就会诱发身体产生肿瘤。所以，尽量让身体处于非应激状态，实际上是成年人最佳的一种养生方式。

中国古代的道家养生，主要讲的就是入静，守住自己的情绪。意思就是，让你的身体不处于应激状态。在明朝之前，道家的养生体系讲的都是守情。守情指的就是情绪不波动。很多人一旦出差或者旅行，就开始产生生理上的异常，这都代表着我们的情绪是不稳定的、亢奋的，睡眠质量也会不高。到了清末，再到现在，道家开始讲究入静，即在思想安静、意念集中的基础上出现的情形状态。所以，不管是入静还是守情，这两件事都告诉我们，身体要尽量平稳，不要应激。

如何判断身体是否处于应激状态

假如你的一些生理指标发生了变化，你显得更加兴奋，你吃的也许更多，或者更少，你每一天排大小便的时间也开始和平常不一样……这些指标都在告诉你，你的身体已经处于应激状态了。有一些人属于敏感型体质，只要出差，身体立即就会处于应激状态。

回忆一下自己失眠的经历，你也许就会发现，你失眠的诱因往往就是你曾经经历过一段比较长的应激时间。比如，有些人要应付上级领导检查某项工作，连续加班一个月；或者有些人由于工作需要，长期在外面旅行超一个月；也有一些人有烦心事在心里压了很长时间……在这些情况下，身体会自动调整到应激状态，分泌各种各样的激素，使你的睡眠时间更少，大脑反而显得更加兴奋。

即使这些事情已经过去，生活已回归自然和正常，你也会发现，睡眠还是不如以前了。这是因为你长期被迫使自己的身体调整到应激状态，当你再想调回来的时候，发现自己已经做不到了。

如何调整身体的应激状态

人类在原始时期就发展出了应激机制，但是应激机制是不可持续的。因此，我们必须要学会不时把身体再慢慢地调整回来，调整到我们正常的状态。应激时间要少，而正常时间要多。

我们在应激过后的半天，甚至一天的时间里，都会显得过度兴奋和不知疲惫，但实际上我们要有意识地对自己的身体、大脑以及心灵进行调整。

比如，你今天出差旅行了一天，回来之后你就要学会调整状态，有意识地给自己多安排一些休闲、放松、躺着的时间。安排这些时间的目的在于，给自己机会利用身体自带的调整系统，让自己的大脑放空、少想些事情，然后逐渐地、习惯性地把自己的大脑和身体状态调整成正常的状态。当你调整上一两天之后，你会感觉这两天有点困了、睡不醒了、想多睡了。当你有这种感觉的时候，你的身体就开始弥补前几天的过分消耗，代表着你的身体在调整成正常状态。当我们出国旅行、需要倒时差时，身体也会自动调整自己的状态。

所以，我们每个人都必须要懂得身体的信号，要知道如何去调整自己的状态。记住，千万不要去熬、去硬撑。如果你因为工作不得不硬撑着，大脑就会进入亢奋状态让你睡不着。一旦你出差回来，或某项工作压力减轻了，或曾经有件心事突然放下了，这段时间你一定要做到以下几点：

- 给自己补觉；
- 补休息的时间；
- 补大脑放松的时间，比如，你可以躺在床上看一部肥皂剧，让自己的大脑松弛下来。只要用这种松弛的方法坚持半天，或者一两天，慢慢你就会发现，身体的疲惫感、劳累感就出来了，这时你也会发现，你开始睡得深了、睡得长了。

在出差、旅行的时候，你也可以特别注意以下几点，尽量不让身体进入应激状态。

第一，尽量吃营养丰富的东西。不要因为出差、旅行而吃得更简单，那样你的身体在应激时会消耗掉更多的微量元素，微量元素不平衡了，身体就会更进一步地处于亢奋状态。所以，在出差时要比平时更加注意营养的搭配。

第二，注意多休息。在出差、旅行时，哪怕你的时间都是碎片式的，也要见缝插针地休息，哪怕睡不着，也要让自己闭上眼睛入静。这样做是为了让大脑尽量调整到抑制状态，让身体不产生应激反应。

第三，多进行一些放松训练。比如，看一些放松的娱乐节目，追一些有放松效果的剧集。大家可以在出差、旅行的时候，拿一个小小的平板电脑，然后拷一些放松愉悦的影视剧存在平板电脑中观看。当大脑“入戏”之后，你慢慢会变得对外面的环境不再过度敏感，这也是让我们不应激的条件。

从现在开始，大家要学会监控自己的身体，要学会管理好自己身体的应激条件。随时观察自己身体的一日生活节律是不是突然产生了异常，这些异常都代表着我们的身体正在应激。

我们总是不敢相信自己的大脑和身体的自我调节功能，总是喜欢给自己找很多借口：“哎呀，现在年龄大了”“现在身体不太好”“外面条件不太合适”“药物的效果好像来得更快”……要把所有这些错误的观念、借口，通通丢掉、废除。

对人的一生来说，训练出一种自己可以调整自己身体功能的方法，就是获得了法宝。身体的正确使用方法就是按照自然的方式去使用它。如果你不会操作它，随着年龄越来越大，你对自己身体的控制能力和管理能力就会越来越差。如果你有了可以调整自己身体功能的法宝，你就没有这种烦恼了。

焦虑与睡眠

认识焦虑

焦虑是出于对亲人或自己生命安全、前途命运的过度担心而产生的一种烦躁情绪，其中含有着急、挂念、忧愁、紧张、恐慌、不安等成分。它与危急情况和难以预测、难以应付的事件有关。

焦虑本身是人类的一种正常情感，但是过度的焦虑会导致情感性或生理性疾病。

有人并无客观原因而长期处于焦虑状态，常常无缘无故害怕大祸临头，或担心自己患有不可救药的严重疾病，以致出现坐卧不宁、惶惶不安等症状。这种异常焦虑，属精神疾病的一种表现。其实焦虑的根源是我们对未知未来的“不确定”。在这个瞬息万变的时代，能让我们掌控的事情很少，很多事情的发生总是出乎我们的意料，让我们措手不及。所以我们在潜意识里，就会有一种对未来的担忧。

一般来讲，害怕是一种临时的、有针对性的状态和感觉，而焦虑是一种弥散式的、缺乏具体针对性的感受和体验。一个人害怕、恐惧的次数多了，即使没有遇到具体的危险事件，也会产生一种莫名其妙的焦虑感。

如果你经常会对未知的事情感到焦虑，怎么才能从这种情绪中走出来呢？

第一，不要预演负面的事情，其实你担心发生的事情大部分都不会发生。就是因为未来有太多的“不确定性”，所以我们在心里预演了无数负面的情况。但是随着时间的推移，大多数人会发现，原来自己担忧的那些事并没有发生。事后，那些焦虑、紧张的情绪，会慢慢缓解。

第二，在生活中一定要积极乐观，面对任何事，都要保持镇定冷静，并且想开、看开。其实大家的生活都是一样的，每个人都在压力和焦虑中艰难前行。以平常心对待一切，那么焦虑情绪就会无机可乘，我们在生活中也会更快乐一些，面对困难有强烈的责任感，勇于承担。对于糟糕的事情，很多人会采取逃避的态度，殊不知这样只会增加自己的内疚感和焦虑情绪。

第三，学会转移注意力。焦虑情绪是一种恶性循环，越焦虑我们就会越注意引发焦虑情绪的事件，从而导致我们胡思乱想，坐立不安，百思不得其解，痛苦异常。这个时候，就需要去转移注意力，如找一本有趣的、能吸引人的书读，或从事紧张的体力劳动，让自己忘却痛苦的事情，从原来的生活圈子暂时脱离出来。如果出去放松之后，你还是无法摆脱焦虑，不如为自己担忧的事情做点什么。不管你做的事情最终有没有用，都可以让你的焦虑暂时得到缓解。

最后，学会看淡事情的后果。很多要面子的人对于可能会出现的丢面子的事情非常在意，并由此产生了严重的心理焦虑，不能自已。针对这种情况，我们一定要学会淡化事态影响。我们应该积极安慰自己，不管是什么事，人们都只是议论一阵子，过了这一阵子，就会恢复原样，大家会回到原来的轨道上继续生活。所以不必为了一时的

“丢人”而过分地焦虑，到最后害了自己。当你什么事都不做，一味空想，焦虑便会不请自来，一直干扰着你正常的生活。你不妨拿出一张大大的白纸，试着写上自己想要去尝试做什么。当你大概有一个清醒的方向时，就开始尝试找机会去行动吧。

试了之后，不管成功与失败，总比焦虑强，而且一定都会有收获。即使做了之后并没有期待中的那么好，也没有关系，至少你曾经做过，而不需要将这个想法一直放在脑海里，让你焦虑不已。

人生就是一场艰难的修行，既然来到了这个充满压力的世界，为什么别人可以继续勇敢生活下去，我们就不可以呢？所以当你对生活有焦虑、有恐惧的时候，也请你不必恐慌，因为这是人生的修行啊！活在当下，不畏将来，不念过往。

焦虑引起的失眠

有的人能睡着，睡得也很快，但是醒得早。从心理学来说，早醒有时是由焦虑引起的。他们可能早上四五点钟就醒来了，起来之后大脑异常清醒，睡不着，但是白天又很困。

睡眠是一个重要的信号，失眠会提示你可能存在焦虑。如果你能有意识地调整好自己的睡眠，就意味着你正在让自己的焦虑消失，使自己的身体功能正常运转。

一个人的焦虑会引起身心功能的失常或者异常，它和我们的人格倾向性有关。有些人天生就是焦虑型人格，还有的人平时不焦虑，一旦遇到事情就会异常焦虑，比如出差、开会、重大事件……这些焦虑状态都会引起失眠。就好像大脑里面时时刻刻都有一个人在提醒你：“哎呀，你看你这件事还没办成，你怎么能睡得着呢？”“哎呀，你看你这事还没办完，你怎么睡这么长时间呢？你应该更早醒来！”

焦虑性失眠在临床上也比较常见。患焦虑性失眠的病人都有不同程度的睡眠障碍，入睡困难是最突出的临床症状。患者躺在床上以后，翻来覆去不能入睡，脑子里一直想一件事，不想还不行，越想越兴奋，越兴奋越睡不着。时间长久了，容易引起恐惧症，一到晚上就在思考“今晚会不会失眠”，结果患者真的睡不着了。

根据持续时间分类，失眠有以下三类：

- 暂时性失眠，只持续几天；
- 短期失眠，持续几个星期；
- 长期失眠，持续时间超过三周。

每个人都不时会有一两晚睡不好。这种偶然出现的失眠，其原因可能是压力，例如前面案例 2 中的安然。一家的生活被突如其来的疫情打乱了，房贷车贷、孩子学业、自己的职业生涯……新的或干扰性的睡眠环境使她不堪其扰。

如果偶尔睡不好的情况变成常态，失眠就从一个小小的烦恼变成了全面爆发的睡眠失调。例如，疫情长达数月，使安然的失眠问题愈发严重。如果失眠问题一直无法得到解决，就会恶化，引发身心疾病。

每当我们开始焦虑的时候，大脑的神经系统就会向身体发出交流信号。身体的内分泌系统一接收到信号就会相应分泌出很多应对焦虑的激素，将身体调整到警觉模式、备战模式，即容易被唤醒的模式，使身体变得异常警觉，有点声音、光线，立刻就醒了。所以一旦处于这种状态，首先需要解决的是焦虑。

通过运动对抗焦虑导致的失眠

对抗焦虑的一个有效方法就是运动。良好的健康习惯和运动习惯，也是良好睡眠的基础。研究发现，运动可以产生三种重要的好处：睡得更快，深度睡眠所占比例更大，夜里醒来的次数减少。华盛顿大学的研究发现，平时睡眠正常的老年人，在进行有氧运动后，深度睡眠时间仍然可以增加。

有研究显示：短期的高强度运动使大脑皮层活动减少，长时间高强度运动则使广泛的脑组织的兴奋性降低。运动时，由于人体消耗了大量的能量，为防止能量进一步消耗，身体会出现机能抑制，这时人们会感觉极度疲劳，浑身无力，大脑反应减慢。

人有两套神经系统，一套叫作交感神经系统，一套叫作副交感神经系统。交感神经系统负责处理兴奋状态，副交感神经系统负责处理抑制状态。副交感神经系统可以让我们瞳孔缩小、心跳减慢、血压降低，降低我们的消耗。当我们的副交感神经系统开始得到有效调节的时候，我们就容易睡着了。

如果在睡觉之前做很多运动，你就会发现自己很容易睡着。这是因为交感神经系统兴奋之后很容易切换到副交感神经系统。若是半夜醒来睡不着，你也应该做运动，通过运动把身体里面多余的焦虑激素消耗掉，之后就会产生疲惫感，从而更容易入睡。所以，并不是说简单地放松一下心情、听听放松的音乐就能睡着，我们需要把焦虑激素实实在在地消耗掉！

每当你处于焦虑状态的时候，不妨做一些有氧运动，让自己的心率加快，之后再放松下来，这样你的身体会很容易切换到副交感神经系统的掌控下。然后再尝试做一些交替呼吸，比如，憋气 10 秒之后，再深深吸一口气。请尝试从信念、想象、身体运动三个维度，逐渐训练自己的睡眠能力。

解决失眠的另一种运动就是睡前慢走一两个小时，最好穿上脚底按摩鞋，或者走在碎石子路上，让脚部穴位得到长时间的按摩，这有助于缓解你的大脑焦虑。

下面再具体介绍几个通过运动消耗焦虑激素、促进睡眠的方法。

行为运动助眠法

蜷缩练习

蜷缩练习是一个结合音乐进行的运动助眠训练。你可以选择旋律优美的苏格兰民谣音乐，这类音乐能带给人诗意微妙的情调，有着温柔平和的感觉。当音乐响起的时候，让你的身体呈“大”字状，放松平躺在床上。当听到歌词开始唱起的时候，身体就开始蜷缩，肌肉紧绷，越蜷越紧，越蜷越紧，直到把整个身体蜷缩成一个球，就像婴儿在妈妈的子宫里面一样，缩成一团。当听到这一句唱完最后一个词的时候，突然把身体完全打开，放松，感受身体放松带给自己的感觉。直到听到下一句歌词开始唱起的时候，身体再次做蜷缩和放松，如此反复，直到歌曲结束。

这个练习，多做几次之后，人就会产生一种疲惫感，身体疲惫之后就很容易入睡了。当然这只是个辅助的小练习，有时候不一定能够解决根本的失眠问题，它只是起到辅助作用。

音乐指挥助眠法

无论你什么时候感觉到焦虑，都可以用音乐指挥助眠法把身体里面多余的焦虑释放出去。

当你睡不着时，首先从床上站起来，站在床上或者站在地上都行。然后闭上眼睛，如果你有眼罩或者有一块布，就把你的眼睛蒙起来。

选择一首交响乐，播放这首歌曲的时候，开始想象自己是一个音乐指挥家，而且正在指挥着一个庞大的交响乐团。你想象着面前有一个很大的交响乐团，几百位乐手和很多的乐器都在你面前。指挥的时候一定要全身都运动起来，从而消耗掉身上多余的焦虑因子。

心理学研究发现，如果我们配合音乐的旋律做点事情的话，大脑就可以进入全脑工作模式。所以，听音乐只是音乐治疗的一部分，最重要的是在听的同时需要做的事情，即“音乐的行为”。也就是说，只有在音乐中配合完成一定的行为，才会有真正的疗愈作用。否则，我们在音乐里获得的更多的是聆听、鉴赏的功能。

大家要记住：一定要全身运动！全身运动之后肯定会有奇效。一定要大幅度地做指挥运动。

眼压旋转助眠法

该方法包括对眼球的按压和跟随音乐旋转眼球两个动作。按压眼球可使眼睛放松，使夜间手机屏幕的光感后射影响降低，并且能抑制枕叶的兴奋。眼珠跟随音乐旋转，让人形成眩晕感。通过抑制大脑活动和制造眩晕感很快让人入睡。做这个练习时，可以选择带有怀旧气息的纯音乐或者交响乐，这类音乐旋律优美，带给人平和、低调的美感，散发着沉静温和的感觉，让人心情平静，促进入睡。

★引导语★

按压眼球三次，第一次按压时，数三个数。之后每次按压增加三个数。

手指按压眼球，眼珠跟随音乐绕着手指顺时针旋转三圈。重复三组，每次增加三圈。然后逆时针旋转三圈，重复三组，每次增加三圈。

把按压眼睛的双手拿开，放在舒适的地方。眼珠跟随音乐逆时针缓慢转动。

四步呼吸法

看到“呼吸”这个词语，有朋友会觉得，呼吸不过是我们每时每刻都在做的一件事情，一个人真正的生命正是以宣告自主呼吸开始的，这里还有什么学问吗？其实，正因为呼吸对于我们的身体须臾不可缺，以至于我们习惯把这个宝贵的生理机能当成了唾手可得的资源，因而忽视了它，真的是“百姓日用而不知”。

作为生理机能，呼吸让我们的生命得以延续，而且我们可以通过有意识地调整呼吸来提升生命的质量和意义。

这种呼吸方法可以让你变得平静，并且能让你专心，因为它能降低你的血压，让你的鼻子通畅，从而使呼吸更顺畅。起初你可能会感到轻微的空气不足，但这应该是可以忍受的。如果不舒服，可以休息15秒，然后继续。下面介绍一下练习步骤。

第一步

把一只手放在上胸部，另一只手放在腹部；每一次呼吸，感受你腹部轻微的起伏，而你的胸部仍然是静止的。

第二步

闭上你的嘴，用鼻子吸气和呼气。把注意力集中在进入你鼻腔中的冰冷空气，以及留在鼻腔里面的温暖空气上。

第三步

慢慢减少每次呼吸的量，让你以为自己几乎没有在呼吸（这时你会注意到你的呼吸变得很安静）。关键是让自己轻微缺氧。这表明你血液里的二氧化碳增加了，大脑开始敦促你去呼吸啦。

第四步

轻微缺氧三四分钟后，你就能感受到血液中积累二氧化碳的好处啦！这时你的体温会上升，唾液量会增加。前者表示你的血液循环加速，后者表示你的副交感神经系统被激活了，可以给你减压。

呼吸不仅仅维持着我们的生命，还可以通过有意识的锻炼，帮助我们提升身体机能，比如缓解焦虑、助益睡眠和提高身体的免疫力。

“同呼吸渐睡眠”练习

“同呼吸渐睡眠”练习的原理是通过专注呼吸，逐一暗示身体的各个部位、器官放松，渐渐地、不知不觉进入睡眠状态。

下面介绍一下“同呼吸渐睡眠”练习的操作方法。

第一步：调整环境睡姿做铺垫

选择舒适的睡眠环境和喜欢的睡姿，做好睡前准备。感受一下身体各部位与床接触的感觉。适当地调整呼吸，让自己放松下来。

第二步：同呼吸渐睡眠

用意念依次让身体各个部位（器官）与鼻子一起呼吸。吸气时慢而深长，呼气时暗示该部位（器官）睡着了，步骤如下。

- 用意念控制眼睛与鼻子一起深而慢地吸气，呼气时慢而深长，默念：眼睛睡着了，睡着了……
- 用意念控制头部与鼻子一起深而慢地吸气，呼气时慢而深长，默念：整个头部睡着了，睡着了……
- 用意念控制前胸与鼻子一起深而慢地吸气，呼气时慢而深长，默念：前胸睡着了，睡着了……
- 用意念控制背部与鼻子一起深而慢地吸气，呼气时慢而深长，默念：背部睡着了，睡着了……
- 用意念控制双臂、双腿与鼻子一起深而慢地吸气，呼气时慢而深长，默念：双臂、双腿睡着了，睡着了……
- 用意念控制整个身体与鼻子一起深而慢地吸气，呼气时慢而深长，默念：整个身体睡着了，睡着了……直到自己不知不觉地睡着。

第三步：粗细快慢自己选

根据自己的特点，在训练的不同阶段，选择适合自己的快慢节奏。可以粗线条地选几个大的身体部位逐渐入睡，也可细化到每个器官，让小部位慢节奏逐渐入睡。通过呼吸与暗示，从头到脚，从身体的每个器官到每寸肌肤，最终每个细胞都进入了梦乡。

脚踝拍水游戏

脚踝拍水游戏可以调整我们的情感状态，使我们感到愉悦，从而让入眠变得容易。

进行脚踝拍水游戏时，躺在床上，保持身体其他部位不动，脚尖朝上，用脚掌轻轻地做出拍打水的动作；仿佛面前有水一样。

拍打动作的关键是要靠脚踝运动。也就是说，当我们做这个动作的时候，小腿不会动，大腿不会动，仅仅是脚踝在动。当脚踝动起来的时候，你的整个身体会像躺在水面上一样，随之荡漾。

当你在做脚踝运动练习的时候，一方面注意力要集中在脚踝上，另一方面要通过想象真切地感受到自己躺在水面上，深入体会随波荡漾是什么样的感觉。体会到这种感觉会给我们带来入睡的体验。

接下来，让我们一边听音乐一边进入想象。可以选择节奏明快，带给人跳跃、灵动感觉的音乐搭配脚踝拍水游戏，聆听这类音乐能让你活泼开心、身心愉悦。

★引导语★

现在，让我们平躺下来，双脚脚尖朝上，将脚踝动起来，做出拍打水面的动作。

平躺在床上放松你的整个身体，肌肉是放松的，身体是放松的，手是放松的，大腿是放松的，头部是放松的，颈部也是放松的，只将注意力集中在脚踝处，只有脚踝保持运动状态。接着，让我们按照节奏来运动，一、二、三、四……感觉整个身体仿佛就荡漾在水上，轻轻摇摆晃动。

练习作业

下面是一位王姓学员的亲身感受。

以前家里人总是抱怨我太喜欢睡懒觉，每天睡得太多！可我还是感觉困倦，每天没精打采的。最近两年开始跑步后，情况有了明显改善。上个月为了监测跑步情况我买了智能手表，这款手表也能监测每晚的睡眠情况。手表显示我的大部分深度睡眠时间在早上五六点钟以后，每晚深度睡眠时间大多不足两个半小时。难怪我早上总起不来床！开始学习赵老师的睡眠训练法后，我在睡前努力想象一些旋转的物体，然后不知道什么时候就睡着了。早上起床后查看了监测数据，结果显示我是凌晨两点钟以后才入睡的，但深度睡眠时间竟然有3小时45分钟，而总睡眠时间不到8小时！那一天白天感觉挺精神，中午也没睡午觉。后来连续两天用赵老师的方法入睡，效果都不错。

学习助眠法会遇到一个最大的麻烦：很多人不愿意认真做练习，这是因为内心浮躁。他们练一次后，就放弃了，就是不愿沉下心去认真做练习。所以我对大家的要求就是，要认真做半年练习。一定要坚持每天至少练习两次，中午一次、晚上一次。每天这样练，持续半年，你就能够终生解决睡眠问题了。

作业 1. 训练前，你的目标是什么呢？

作业 2. 记录下你在行为运动助眠训练过程中的感受，越细越好。

作业 3. 在朋友圈里分享你的训练收获吧！

第 9 章

睡觉也需要仪式感：仪式化行为助眠

训练目标：通过仪式化行为训练，快速入眠

失眠案例：变化，让我难以入睡

案例 1

我叫曾庆，男，76 岁。曾经是企业老板，事业上的成功曾经让我自豪无比。

儿子让我退位养老，我勉强接受了。可是儿子刚刚接管公司不久，就碰上新冠肺炎疫情。面对激烈的市场竞争，我担心儿子的经营能力，儿子却不让我过问太多公司里的事情，让我清闲卸负，颐养天年。我担心公司又不敢说，想帮忙又无从下手，常常感到力不从心、心烦意乱，甚至感到生活没了乐趣。这一次疫情带来的停工停产，使我更担心公司的效益会直接受到影响，甚至想到了公司的生死存亡。我焦虑、我害怕，又没有能力扭转这样的局面。我精神垮了、心理垮了、身体垮了……

我整夜睡不着觉，饭量也减少了，精神也萎靡了，变得不爱搭理人了，整天郁郁寡欢。以前那个精力充沛、神采飞扬的公司老板就这样不见了。上了年纪的人，长期没有快乐的感觉，身体怎么受得了？我也觉得再这样下去一定会崩溃的。

我的失眠，不但折腾自己，更是折腾儿子。每每睡不着的时候，就叫我的儿子陪我聊天，每当我说起自己当年的创业，更是两眼放光。白天不是这疼就是那痒，折腾得全家不得安生。我儿子想方设法联系一位社区家庭医生前来为我看病，但我认为自己没病，年纪大了睡的时间少一点，也是正常。

案例分析：老年人的失眠，常常被认为是由身体机能的衰退引起的，也正是这种原因使失眠给他们身心带来的痛苦难以言喻。其实，老年人所承受的压力和焦虑远远超过我们的想象。让老年人拥有高质量的睡眠，是对他们身心健康最大的帮助。

案例 2

我是寻寻，女，28 岁，大学毕业，国家公务员，有一个孩子的宝妈。失眠者的夜晚是清醒的，对于失眠的原因我清楚地知道，我的失眠和宝宝有关。我成长于改革开放年代，一路苦学，跻身国家公务员行列并扎下根，面临着前所未有的机会和竞争。我的生命力旺盛，工作、恋爱、结婚、生子，生活在幸福之中……但我发现自从有了宝宝，我就丢失了睡眠的能力。

互联网、手机、影视、弹幕、小程序、抖音……撕碎了我的时间，有时候手机就放在枕头边，一条条刷朋友圈，等待睡意的到来。没有困意就接着打开抖音，看看笑话。忘记了工作的疲劳，不知不觉看了一通宵，仍然没有睡意。

手机显示现在已是凌晨 3 点，可我在黑暗的卧室里睁着眼，屏幕荧光随着手指滑动流过脸庞。那点光藏在拉紧的窗帘后面，整个城市都已经熟睡，唯独我还在与手机共舞。

2015 年冬天我怀孕了，天大的喜讯使我整夜整夜睡不好觉，后来出现妊娠反应，怎么躺胃都不舒服。工作下基层，深入一线，就够辛苦的了。有时候累了一天，回到家已经是精疲力竭，刚坐下想休息一会儿，胃难受得厉害。呕吐、头晕、头痛，眼都不想睁。夜里躺下，又不知如何睡着。

睡觉本该是一种自然而然的能力，合上眼皮，困意沉重地压上来，人不知不觉沉入梦境。可是我明明闭了眼，但又睁开，反复几下，睡眠总是没有来。就这样，由于怀孕的折腾，我被失眠盯上了。

在紧闭的窗帘后，藏着无数未眠人。生了孩子后，我的整个世界颠倒过来。一开始是不能睡，宝宝每隔两小时醒一次，要喂奶，还得拍嗝。

后来我就“不会睡觉”了。我僵着半边身体，怕压到小孩。孩子的一声轻哼就能让我惊醒。每声哼唧都有不同意义：饿、疼、冷，或是想要拥抱。最近孩子患上肠胃疾病，小身体承受着无限痛苦，我更是随之整夜辗转难眠。

案例分析：在互联网时代，职场女性在多重身份角色中不断转换，每一个角色都需要自己做到极致。比如，工作时，是职场精英；有了宝宝，就想做好妈妈。因此，要想解除失眠困扰，就得拥有随时随地睡的能力，让自己时刻保持精力旺盛，这能解决很多心理问题。你要知道，真正的好睡眠确实是不挑时间和地点的。前提是，你得有给自己创造出安全的心理环境的能力。

睡眠的仪式

如何能让我们的状态，从备战状态、焦虑状态，调整到休眠状态、安逸状态、享受状态？答案就是创造安全感！人一旦能在心里创造安全感，不处于异常警觉的状态时，就非常容易睡着了。有些人的人格倾向是焦虑性的，可能要等到成年之后进行一些睡眠能力的训练。这种睡眠能力的训练就是我们本章的核心内容。

创造睡眠所需要的安全感

安全感分成两类，一种是物理上的安全感，另一种是心理上的安全感。

什么是物理上的安全感呢？在国外，医护人员到达事故现场后做的第一件事就是拿一条毛毯围在受伤者的周围，这就形成了物理隔绝。这种物理隔绝主要能给人带来一种安全感，达到与外界伤害环境隔离的效果。我们在家里睡觉的时候，当然会有物理环境的安全感。但是在户外旅行中有时我们必须在车上、船上、飞机上睡觉，有时也会更换其他的宾馆……在这种情况下，有些人就无法获得物理环境的安全感。当人无法获得物理上的安全感时，在心理上也会没有安全感，于是就会产生紧张、焦虑、警惕、戒备，这时想要入睡就会非常困难。

因此，我们在户外旅行或出差的过程中，要注意给自己建立一个物理隔绝的环境。比如在乘车、乘船途中，或在飞机上打算入睡之前，先找一个眼罩把眼睛遮盖起来，把你和外面的环境进行物理上的隔绝。你还可以找出一件有帽子的衣服，把帽子垂下来盖在自己的脸上，这又可以进行一层物理隔绝。坐在椅子上之后，再在你前后左右能利用的空间范围内把自己安顿好，这样你就会感觉这个物理空间无法被侵犯。当你做完这一切之后，你的心理上也会有一种油然而生的安全感。

建立物理上的安全感并不太难，一条毛毯就可以，而建立心理上的安全感要相对难一些。

要注意的是，建立心理上的安全感必须要借助物理环境。很多时候一定要在建立物理上的安全感之后，再去建立心理上的安全感。如果你是在野外和别人互相依靠着睡觉，这时需要做的就是在心理上信赖身边这个人，当你信任他时，就容易获得心理上的安全感。如果你对身边这个人产生极强的不信任感，你就很难建立起真正的心理安全感。之后，你在心理安全感建立方面要做的就是在睡觉之前跟自己说几句话，这些话被称为内化语言，即说给自己的潜意识听的话，让潜意识知道，你现在已经处于一个安全的环境，没有人可以打扰你，没有人可以伤害你，你现在非常安全。所以，你准备睡觉了。

仪式化行为：一种情感的认同

仪式化行为是一种人类共有的行为模式，是为了满足心理的需要而进行的一套个人化的、遵循一定程式的、具有象征意义的重复行为。

比如，一个人因为失恋而痛苦，为了回忆以前的爱人，出门前都要摸一下门旁边植物的叶子。因为这盆植物是以前的爱人养大的，这就是一种仪式化行为。

当行为者开始视某种仪式化为某种状态开始或者结束的象征，且这种仪式化行为可能曾经让原本焦虑的情绪得到缓解时，这种行为的结果就会使行为者获得某种满足感，而这种感觉在后来不断重复的行为中被不断地强化。这些仪式化的行为一旦被行为者认同和实施后，他们将有意识地重复这种行为，以获取心理满足感和焦虑下降后的平静与舒缓感。有位强迫症患者的仪式化行为是用手指在空中不断画出一个个三角形，当手指停下来不画三角形的时候，焦虑感马上就会直线上升，感觉非常不舒服。所有的仪式化行为都与人的情绪、情感有着难以剥离的联结。

仪式化的过程就是要唤起人的情绪记忆，并在唤起的情绪化记忆和我们赋予的行为意义之间建立起一种联结；在仪式化的过程中我们的情绪联结先是被唤醒，然后被推动，达到峰值之后，仪式化就结束了。仪式化本身是治愈过程中一个非常重要的因素，主要是因为它能把一些毫不相干的行为和你的心理、记忆、情绪建立起一种直线的联系，并推动你的情绪向上发展，推动到一定程度后它会帮你卸下包袱。

仪式化行为的背后都有一个与仪式化行为相关的认知。仪式化行为承载着一定的文化认知理念。佛教徒的一种仪式化行为就是佩戴佛珠，双手合十反复念诵经文，其认知为“普度众生，放下执着”。有些强迫症患者的仪式化行为则是反复洗手，其背后的认知就是“我的手感觉很脏，不洗干净会很难受，只有多洗几次才能洗干净”。仪式化行为者深信自己的行为能够避免可能产生的“祸害”。在蒙古地区，有很多人沿着顺时针的方向绕着敖包行走一定的圈数；在西藏，人们在朝圣的路上以五体匍匐在地、反复朝拜的前进方式代替行走，认为这种虔诚的行为能给他们带来好运。这些仪式化的行为都体现了行为者的一种核心价值观以及他们对这种理念和认知深信不疑。

当然，我们大多数人都是在红尘中过日子，不在寺庙里生活，但是我们也要给自己的睡眠赋予一个仪式，像僧人在寺庙里的早晚课仪式一样。这种仪式可以是自己创造的，我们可以借助这种仪式让自己暂时离开当下的感受，给自己找到一个存放与放飞心灵的地方。

仪式化行为助眠法

拜睡神仪式训练

睡眠需要什么仪式呢？那就是在睡觉之前一定要先做一件事——拜睡神！

拜睡神的仪式就像一个按钮，每当仪式一启动，就相当于告诉我们的大脑要进入与之前不同的状态了，即进入睡觉的状态。

大家找一些特别能睡的小动物或小玩偶的形象，比如呼呼大睡的小猪、可爱的瓷娃娃、布娃娃，或者是一些动物或婴儿熟睡的图片，把它们当作睡神放在你的枕头旁边，每天晚上睡觉前看着它们。这就叫作拜睡神的仪式。

拜睡神的仪式其实非常有助于大家在大脑里构建出与睡眠有关的亲切感。

这个方法，大家一定要认真练习、练习、练习、再练习！今天晚上、明天中午和接下来的每一天都试一试。

仪式化睡眠训练

如果你也按照以下步骤去训练自己，入睡对于你而言会变得容易很多。

第一步：利用周围环境

找一个可以睡觉的地方。它可能看起来不太舒服，但这不是问题。事实上，如果你在这里能伸展全身，就已经成功了一大半。

如果你的姿势局促不安，你很难入睡（这正是航空公司发明商务舱的原因）。然而，以坐姿入睡却是飞行员的训练要求：他们必须坐在椅子上，双脚平放，双手轻柔地搭在膝盖上，保持坐直的姿势入睡。他们所需要的无非是一张椅子。所以请记住，有一张床垫甚至一个房间对于睡眠而言是一种莫大的帮助。

第二步：脸是开始一切的关键

找到一个可以睡觉的地方后，接下来就全靠你的脸了。把它想象成你的情绪中心。闭上眼睛，慢慢地深呼吸，然后放松脸部的 43 块肌肉——记住，不要眯眼或皱眉。你的前额应该是舒展的。让脸部的一切部位都感到放松。当你觉得脸颊、嘴、舌头和下巴已经完全放松了，就慢慢地呼气。

你的眼睛是闭着的，但你要确保它们是完全柔软的，就那样无力地躺在你的眼窝里。六块肌肉负责控制你的眼窝，所以要感觉它们完全松弛下来。

当你放松你的脸部，让你的面部肌肉变得无力时，大脑就向身体的其他部位发出信号——是时候入睡了。

第三步：放松你的上半身

接下来的步骤从肩膀开始。让你的双肩尽可能地低垂，就像它们要从你的躯干上飘走一样。你应该感到自己的脖子后面失去了知觉。让所有的肩部肌肉变得更松弛。深吸一口气，然后慢慢呼气，舒缓所有的紧张感。

下一步是你的双臂。从你的优势手开始。如果你是右利手（即优势手为右手），注意你的右二头肌，感受到它的放松，它仿佛离开了你的身体。如果它不能放松，可以先绷紧肌肉，然后骤然松弛。之后把关注点移动到你的右前臂，专注于让它也变得无力。最后，伸出你的手和手指。让它们像失去生机一样轻轻地放置在你的大腿上。当优势手完成了这个过程，让你的另一只手臂也完成相同的过程。你的上半身应该是柔软的，就像它正在下沉一样。

第四步：意识来到下半身

让自己的右大腿和右小腿放松，就像脱离身体一样。然后对脚踝和脚做同样的事情。当你的腿完全放松时，你会感到双腿无力。左腿也重复这个过程：从大腿，到小腿，最后是脚踝和脚。

好极了！现在你已经彻底放松了全身上下、从头到脚的每一块肌肉。剩下的最后一件事情是把完全放松状态变为深度睡眠。

第五步：试着不去思考任何事情

最后一步是在10秒钟里清空你的大脑。不要去想这一天出了什么问题，什么时候该起床，什么时候该给你的伴侣打电话。做这些事都需要动脑子，这就意味着仅仅想想它们就足以让你的肌肉不由自主地收缩。

相反，你需要保持头脑冷静。你可以通过在头脑中保持一个静态图像来实现这一点。想象你身处一个完全漆黑的房间，躺在一张舒适柔软的沙发上。在你的脑海里保持这个画面超过10秒钟。

如果不行，反复地对自己说“别思考……别思考……别思考……”，这将会清除所有的想法，阻止你的大脑神游。

当你的身体完全放松，大脑在10秒钟内没有任何活跃的想法时，你就会睡着。

通过这几个步骤，你几乎可以在瞬间入睡。不管你周围正在发生什么，有多么吵闹，也不管你感觉多紧张都可以，因为你知道如何让你的身体放松，如何清空你的大脑，并保证自己变得精力充沛。

当其他人在辗转反侧，因为姿势不舒服、周围人鼾声大作或满脑子天马行空的想法而难以入眠的时候，你将会拥有一种经过实战测试的睡眠能力。记住，这是一种能始终让你保持敏锐、稳定、可靠和优秀的能力。

子宫包裹技术

在练习这个睡眠必杀技的时候，要用到一类非常好听的音乐——爱尔兰女歌手恩雅的音乐。她的音乐有个很重要的特点：具有非常强烈的包裹感以及声场感。

当我们聆听这类音乐时，犹如被包裹在音乐的中间，这一点正是我们所需要的，而通过一首音乐引导睡眠的秘诀也正在于此。

想象自己站在音乐的中间，竖起耳朵听，这首音乐围绕在你的四周，让处于中心的你产生一种安全感。这感觉让我们温暖、舒适、安全且不会感到烦躁。

接下来让我们进行练习。

★引导语★

当音乐响起的时候，你开始想象自己就蜷缩在妈妈的子宫里面。此时此刻，耳边响起的音乐就像妈妈的子宫把你紧紧地包裹着，一圈一圈，一层一层……你感觉非常安全。在这里，你不会感到太热或是太冷，因为妈妈的子宫不仅安全还兼具了冬暖夏凉的功效。

在那一刻你的大脑放空、异常单纯，就像一张白纸一样，此时获得的就是婴儿般的睡眠和最深度的放松。接下来请你一边听歌曲，一边跟着音乐的节奏，轻拍自己的身体，想象自己离开当下，回到了妈妈的子宫里。

你也可以在办公室或在异常嘈杂的环境中，如坐飞机、高铁时，做以上练习（当然你可以买个耳塞，把耳朵堵住，再把眼睛罩住，保持相对的安静）。不管外面是何种环境，你都能立即想象自己离开当下，再次回到妈妈的子宫，再次唤醒最初的安全感。如果这种感觉被你再次唤醒，你就很容易进入睡眠了。关键在于，这种状态会变成你入睡的一个仪式，这种想象一旦被你创造出来后，会被你慢慢地固化下来，形成你长期可以使用的睡眠想象练习。

经常练习就会形成一种思维习惯，形成一种大脑的快捷方式。你会运用得越来越娴熟，以后你就能随时随地睡。

最后，我还是要跟你们提个要求：反复练习，熟能生巧。祝大家都能随时随地睡！

练习作业

作业 1. 训练前，你的目标是什么呢？

____

____

____

作业 2. 记录下你在仪式化训练过程中的感受，越细越好。

作业 3. 在朋友圈里分享你的训练收获吧！

后记

大家有没有发现，其实我们每个人都有自己的睡眠小诀窍。比如，有人说自己的枕头要很软才能睡着；有人说睡觉前看会儿书就能睡着；有人说睡觉前听会儿音乐就自然入眠了；还有人说睡着之前要看无聊的书——数学书、英语书、物理书，什么无聊，什么看不懂就看什么，一看就睡着。

的确如此，过去每个人都有一些睡眠小诀窍，后来随着生活场景的改变、年龄的增加、生活压力的增加，很多过去的小诀窍慢慢变得失去效果了，没有用了。所以我们需要新的成套的睡眠技巧来解决失眠问题。

要想解决失眠问题，大家首先要恢复自信。不管你过去是拥有“猪一样的睡眠能力”，还是和我一样像“小兔子”——很敏感、天生就焦虑，都要恢复信心：失眠问题是一定能解决的！

你从一个经常失眠的人转变成像我一样经常睡过头的人，这中间只差这本书的距离。

我教大家一边学、一边练，也许通过练习之后你们都会像我一样开始因为睡过头错过上课，错过上班，错过很多重要的事情。但是我一直认为，天大，地大，也没有自己的睡眠大。

人们经常会到网上搜索，然后发现一大堆的睡眠小诀窍。今天你试了这个方法，明天你试了那个方法。有的方法前两天有效，过两天就没有效果了。要想持续性地、根本性地恢复婴儿般的睡眠能力，你需要的是一个系统性掌握睡眠技巧的训练过程，而不是单一的小技巧。

单一的小技巧就像吃安眠药一样，今天有效，过段时间效果就会减弱。只有成套的、编配好的、结合心理学的“工具箱”，才能最终解决我们的失眠困扰。

记住，不管你天生是什么样的人，睡眠问题都可以通过一套技术而得到解决！睡眠是一个技术活儿，能不能睡得好的关键在于你的技术好不好。

在本书介绍的这么多的技巧中，哪个方法适合你呢？这就要求你每天都把所有技巧练习一遍，持续一段时间。然后看一看哪一个技巧对你来说特别有效，你就用那个技巧进行持续的训练，反复训练，直到把它训练成一个“睡眠开关”。一旦你把它训练成一个“睡眠开关”，任何时候开关一打开，你就会立即睡着。

我们都知道，人的一生中总有一些大的问题是非常难以解决的。其实，失眠也是个大难题，你想想看，全世界失眠人口有多么庞大！你再去看看那些生活在北、上、广这些一线城市的人们，又有多少人压力巨大被失眠问题困扰着。因此，你一定要好好练习，一旦练会了，你会发现这些睡眠练习的价值是无穷的。